国家出版基金项目
NATIONAL PUBLICATION FOUNDATION

"十三五"国家重点图书出版规划项目

总主编　付小兵

创面治疗新技术的研发与转化应用系列丛书

第5册

# 生长因子/细胞因子在创面治疗中的应用

SHENGZHANG YINZI / XIBAO YINZI ZAI CHUANGMIAN ZHILIAO ZHONG DE YINGYONG

本册主编　程　飚　付小兵　韩春茂

郑州大学出版社
·郑州·

**图书在版编目(CIP)数据**

生长因子/细胞因子在创面治疗中的应用/程飚，付小兵，韩春茂主编．—郑州：郑州大学出版社，2019．9
(创面治疗新技术的研发与转化应用系列丛书/付小兵总主编；第5册)
ISBN 978-7-5645-6710-1

Ⅰ．①生… Ⅱ．①程…②付…③韩… Ⅲ．①人体细胞学-细胞因子-应用-创伤外科学 Ⅳ．①R64

中国版本图书馆 CIP 数据核字(2019)第185755号

郑州大学出版社出版发行
郑州市大学路40号　　邮政编码:450052
出版人:孙保营　　发行电话:0371-66966070
全国新华书店经销
河南瑞之光印刷股份有限公司印制
开本:880 mm×1 230 mm　1/32
印张:6.5
字数:188千字
版次:2019年9月第1版　　印次:2019年9月第1次印刷

---

书号:ISBN 978-7-5645-6710-1　　定价:80.00元

# 总主编简介

(本册主编)

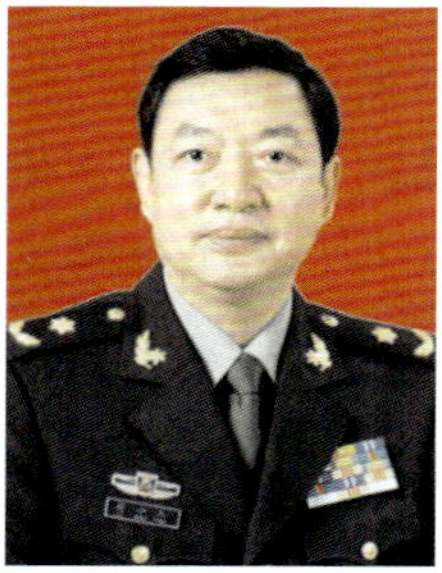

**付小兵**，中国工程院院士，教授、创伤外科研究员、博士研究生导师。现任中国人民解放军总医院生命科学院院长，基础医学研究所所长，全军创伤修复与组织再生重点实验室主任，北京市皮肤损伤修复与组织再生重点实验室主任等职务。任南开大学教授，北京大学、中国医科大学等国内10余所著名大学客座教授。

**学术任职**：国际创伤愈合联盟(WUWHS)执行委员，亚洲创伤愈合学会(AWHA)主席，国务院学位委员会学科评议组成员，国家自然科学基金评委和咨询委员，国家技术发明奖和国家科技进步奖评委，国家高技术研究发展项目("863"项目)主题专家，中国工程院医药卫生学部副主任，中国生物材料学会理事长，中华医学会理事，中华医学会组织修复与再生分会主任委员，中华医学会创伤学分会主任委员、前任主任委员和名誉主任委员，全军医学科学技术委员会常委，全军战创伤专业委员会主任委员，国际《创伤修复与再生杂志》(WRR)、《国际创伤杂志》(IWJ)、《国际下肢损伤杂志》(IJLEW)、国际《创伤治疗进展》(AWC)、《再生医学研究》(RMR)、《中国科学：生命科学》及《中华创伤杂志》(中、英文版)编委，《解放军医学杂志》总主编，《军事医学研究》(MMR)主编等。1995年国家杰出青年基金获得者，2009年当选为中国工程院院士，2018年当选为法国医学院外籍院士。

**研究贡献**：长期从事创(战、烧)伤及损伤后的组织修复与再生研究工作，主要包括战创伤医学、组织修复和再生医学以及生物治疗学三大领域。重点涉及火器伤与创伤弹道学、生长因子生物学、干细胞诱导分化与组织再生、严重创伤致重要内脏缺血性损伤的主动修复以及体表难愈合创面发生机制与防控等。20世纪80年代中期曾4次赴云南老山前线参加战伤调查和救治,经受了战争的考验并获得宝贵的战伤救治经验。1991年出版了国际上第一部《生长因子与创伤修复》学术专著,1998年在国际著名医学杂志《柳叶刀》(*Lancet*)首先报道了成纤维细胞生长因子对烧伤创面的多中心治疗结果,推动了我国基因工程生长因子类国家一类新药的研发与临床应用,被英国广播公司(BBC)以"把牛的激素变成了治疗烧伤药物"进行高度评价。2001年再次在《柳叶刀》上报道了表皮细胞通过去分化途径转变为表皮干细胞的重要生物学现象,为组织修复和再生提供了原创性的理论根据,被国际同行以"相关研究对细胞去分化给予了精彩的总结"和"是组织修复与再生的第4种机制"等进行充分肯定。2007年与盛志勇院士一起带领团队在国际上首先利用自体干细胞再生汗腺获得成功,为解决严重创(烧)伤患者后期的出汗难题提供了基础,被国际同行评价为"里程碑式的研究"。2008年发现并在国际上首先报道了中国人体表慢性难愈合创面流行病学变化的新特征,推动了中国慢性难愈合创面创新防控体系的建立并取得显著效果,被国际同行以"向东方看"进行高度评价,该成果获2015年度国家科技进步奖一等奖。

作为首席科学家获国家重点基础研究发展计划项目("973"项目)、国家重点研发计划项目、国家自然科学基金创新群体项目(连续三期)、国家杰出青年科学基金(1995年度)、全军"十二五"和"十三五"战创伤重大项目等28项资助。主编《中华战创伤学》、《中华创伤医学》、《再生医学:原理与实践》、《现代创伤修复学》、英文版 *Advanced Trauma and Surgery* 和 *Cellular Dedifferentiation and Regenerative Medicine* 等专著26部,参编专著30余部,在《柳叶刀》和其他国内外杂志发表论文600余篇。特别是2012年应《科学》(*Science*)杂志社邀请,组织中国科学家在该杂志出版了一期有关《中国的再生医学》(*Regenerative Medicine in China*)的增刊,显著提升了我国再生医学在国际上的影响。获国家和军队二等奖以上成果23项,其中以第一完成人获国家科技进步奖一等奖1项、二等奖3项和省部级一等奖3项。培养博士研究生、博士后研究人员等70余人。

**个人荣誉：**1993年获“国务院政府特殊津贴”，被评为“首届全国百名优秀中青年医学科技之星”。1995年和2004年分别获中国人民解放军总后勤部“十大杰出青年”和“科技金星”等荣誉称号。2002年和2004年分别获“求是杰出青年奖”和中国工程院“光华工程科技奖青年奖”。2008年获“中国人民解放军杰出专业技术人才奖”。2008年被国际创伤愈合联盟授予“国际创伤修复研究终身成就奖”(Lifetime Achievement Award)，为获此殊荣的唯一华人学者。2009年获“何梁何利基金科学与技术进步奖”。2011年获中欧创伤修复联盟“终身成就奖”。2012年当选为“科学中国人(2012)年度人物”，并被评为“全军优秀共产党员”。2013年获“中华创伤医学终身成就奖”和“中华烧伤医学终身成就奖”。2014年被评为“全军优秀教师”。2016年被评为全国优秀科技工作者。2012年和2018年分别被中共中央宣传部和中央军委政治工作部作为科技创新重大典型在全国宣传。荣立个人一等功1次、二等功3次和三等功1次。

# 主编简介

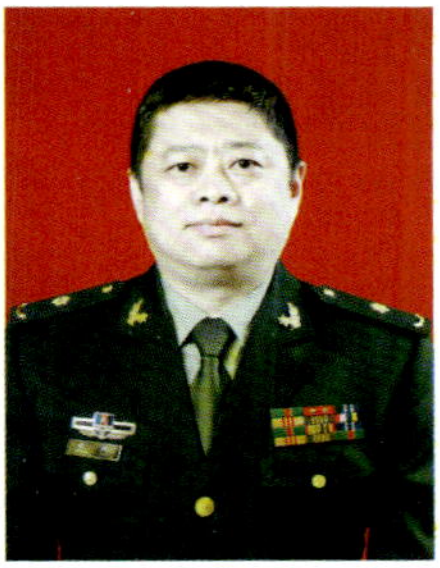

**程飚**，主任医师、教授、博士研究生导师。现任中国人民解放军南部战区总医院烧伤整形外科主任、全军热区损伤救治与组织修复重点实验室副主任。

**学术任职**：现任中华医学会组织修复与再生分会常委、中国医师协会创伤医师分会副会长、中国康复学会再生医学与康复专业委员会主任委员、全军战创伤专业委员会常务委员，以及《中华烧伤杂志》《中国修复重建外科杂志》等杂志编委。*Dermatologic Surgery*、*International J Dermatology* 等国际杂志的特约审稿人。

**专业特长**：长期从事整形烧伤外科临床救治与应用基础研究工作，在耳、鼻等器官再造，急性与慢性、复杂难愈性创面的综合修复等方面有丰富的经验。

**学术成就**：先后承担国家及省部级科学基金项目 20 余项，其中国家自然科学基金面上项目 6 项；获国家科技进步奖二等奖 1 项、军队科技进步奖二等奖3 项；以第一或通信作者在 SCI 及国内核心期刊发表论文 100 余篇，其中 50 余篇被 PubMed 收录，获得第三届中国科协期刊百篇优秀学术论文奖；主编、副主编专著 5 部，参编《现代高新技术与创伤修复》《分子创伤学》《组织工程学》《现代烧伤病理学》《再生医学：原理与实践》《中华战创伤学》等专著 10 余部；多次被国内外学术会议特邀做学术报告；培养博士、硕士研究生近 30 人。

**个人荣誉**：2008 年获得中华医学会创伤学分会“组织再生与修复创新奖”，2009 年成为首期全军高层次科技创新人才工程拔尖人才，2017 年获得“王正国创伤医学奖突出贡献奖”。曾享受军队优秀专业技术人才一类与二类岗位津贴。荣立个人三等功 1 次。

# 主编简介

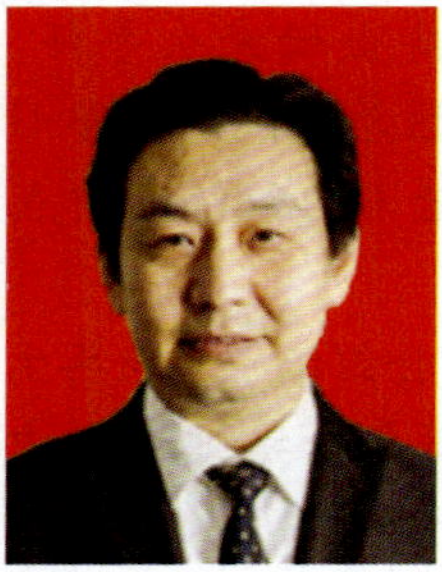

**韩春茂**，教授，主任医师，博士研究生导师，毕业于日本金泽医科大学。现任浙江大学临床医学二系教授、浙江大学医学院附属第二医院主任医师。

**学术任职**：中华医学会烧伤外科分会副主委（第八届），中华医学会肠外肠内营养学分会常委，中国医师协会创伤外科医师分会副会长，中国医师协会烧伤外科医师分会常委，浙江省医学会烧伤外科分会候任主任委员，浙江省医学会肠外肠内营养分会首任主任委员等。

**专业特长**：主要研究方向为皮肤组织工程和创面愈合，营养代谢。带领科研团队长期从事组织工程皮肤基础和产业化研究，并和美国、德国合作开展学术交流和课题研究。

**学术成就**：目前在组织工程皮肤方面已经取得重大突破，正在推进产品化和临床转化研究。2016 年获得国家重点研发计划项目资助（牵头单位）。组织起草我国创面诊疗指南、营养支持指南和生长因子促进创面愈合指南等。在国内率先开展了创面治疗中心的建设，规范了慢性创面的诊疗，制定糖尿病足诊疗路径。近几年来承担国家、省部级以上课题 20 余项，获浙江省科技成果奖二等奖 4 项，申请获得国家发明专利 12 项，发表 SCI 论文 50 余篇，撰写专著 30 部。

**个人荣誉**：2014 年杭州市“7 · 5”公交事件时，带领团队救治重度烧伤患者 19 名，取得零死亡佳绩，获得浙江省政府颁发的“模范集体”光荣称号。

创面治疗新技术的研发与转化应用系列丛书

# 编委会名单

阮瑞霞　副主任护师、国际造口治疗师
　　　　西安交通大学第一附属医院
李学拥　教授、主任医师
　　　　中国人民解放军空军军医大学第二附属医院
李宗瑜　教授、主任医师　哈尔滨市第五医院
李炳辉　主任医师　华中科技大学同济医学院附属梨园医院
杨彩哲　主任医师　中国人民解放军空军特色医学中心
肖丽玲　主任医师　暨南大学附属第一医院
吴　军　教授　深圳大学第一附属医院
沈余明　教授、主任医师　北京积水潭医院
陆树良　教授、主任医师　上海交通大学医学院、上海市烧伤研究所
周建大　教授、主任医师　中南大学湘雅三医院
郇京宁　教授、主任医师　上海交通大学医学院附属瑞金医院
官　浩　副教授、副主任医师
　　　　中国人民解放军空军军医大学第一附属医院
赵　珺　主任医师　上海交通大学附属第六人民医院
荣新洲　教授、主任医师　华南理工大学附属第二医院
胡大海　教授、主任医师
　　　　中国人民解放军空军军医大学第一附属医院
胡宏鸯　副主任护师　浙江大学医学院附属邵逸夫医院
姜玉峰　副主任医师
　　　　中国人民解放军战略支援部队特色医学中心
姜笃银　教授、主任医师　山东大学第二医院
贾赤宇　教授、主任医师　厦门大学附属翔安医院
徐　欣　教授、主任医师　复旦大学附属中山医院
郭光华　教授、主任医师
　　　　江西省烧伤研究所、南昌大学第一附属医院
黄晓元　教授、主任医师　中南大学湘雅医院
黄跃生　教授、主任医师
　　　　南方科技大学第一附属医院（深圳市人民医院）
曹烨民　教授、主任医师
　　　　上海中医药大学附属上海市中西医结合医院

章一新　教授、主任医师　上海交通大学附属第九人民医院
韩春茂　教授、主任医师　浙江大学医学院附属第二医院
程　飚　教授、主任医师　中国人民解放军南部战区总医院
温　冰　主任医师　北京大学第一医院
谭　谦　教授、主任医师　南京大学医学院附属鼓楼医院
魏在荣　教授、主任医师　遵义医科大学附属医院

**附：分册主编名单**

第 1 册　创面治疗新技术总论
　　付小兵　陆树良　吴　军

第 2 册　酶与生物清创技术在创面治疗中的应用
　　王爱萍

第 3 册　超声与水刀清创技术在创面治疗中的应用
　　李宗瑜　刘　锐

第 4 册　光、电及磁在创面治疗中的应用
　　程　飚　黄跃生　付小兵

第 5 册　生长因子/细胞因子在创面治疗中的应用
　　程　飚　付小兵　韩春茂

第 6 册　细胞治疗在创面修复中的应用
　　史春梦　王达利　周建大

第 7 册　组织工程在创面治疗中的应用
　　韩春茂　姜笃银　付小兵

第 8 册　氧疗在创面修复中的应用
　　刘宏伟　付小兵　肖丽玲

第 9 册　负压封闭引流技术在创面治疗中的应用
　　胡大海　郇京宁　官　浩

第 10 册　生物敷料在创面治疗中的应用
　　吕国忠

第 11 册　先进敷料在创面治疗中的应用
　　李学拥

第 12 册　传统医药在创面治疗中的应用
　　　　　姜玉峰　曹烨民　付小兵
第 13 册　创面的外科治疗
　　　　　刘　毅　黄晓元　沈余明
第 14 册　穿支皮瓣移植技术在创面修复中的应用(上、下)
　　　　　魏在荣　章一新
第 15 册　创面的内科治疗
　　　　　杨彩哲
第 16 册　糖尿病创面的内科诊治
　　　　　许樟荣　冉兴无
第 17 册　血管疾病所致创面的诊治
　　　　　徐　欣　刘　暴　赵　珺
第 18 册　静脉性溃疡的诊治
　　　　　王深明　胡宏鸯　祁少海
第 19 册　糖尿病足相关特殊诊疗技术
　　　　　温　冰　荣新洲　李炳辉
第 20 册　压力性损伤创面管理与治疗
　　　　　谭　谦
第 21 册　特殊原因创面管理与新技术应用
　　　　　郭光华　史春梦
第 22 册　特殊人群创面管理与新技术应用
　　　　　姜笃银　胡大海
第 23 册　创面的康复
　　　　　吴　军　朱家源
第 24 册　创面愈合的管理
　　　　　贾赤宇
第 25 册　创面的护理
　　　　　阮瑞霞
第 26 册　医源性创面管理与新技术应用
　　　　　程　飚　付小兵

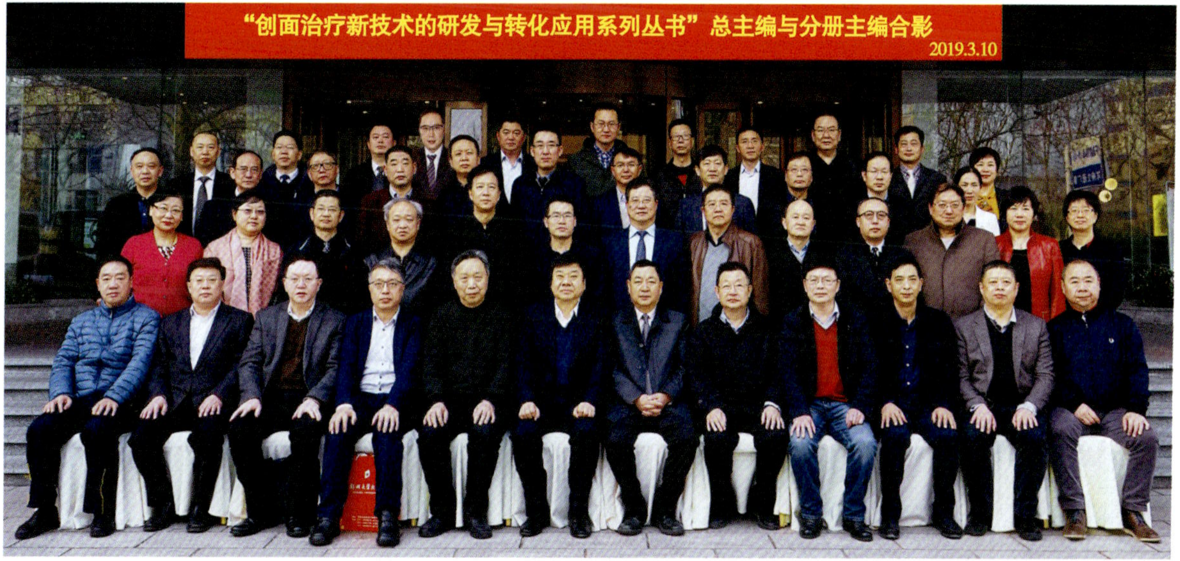


“创面治疗新技术的研发与转化应用系列丛书”总主编付小兵院士与各分册主编合影

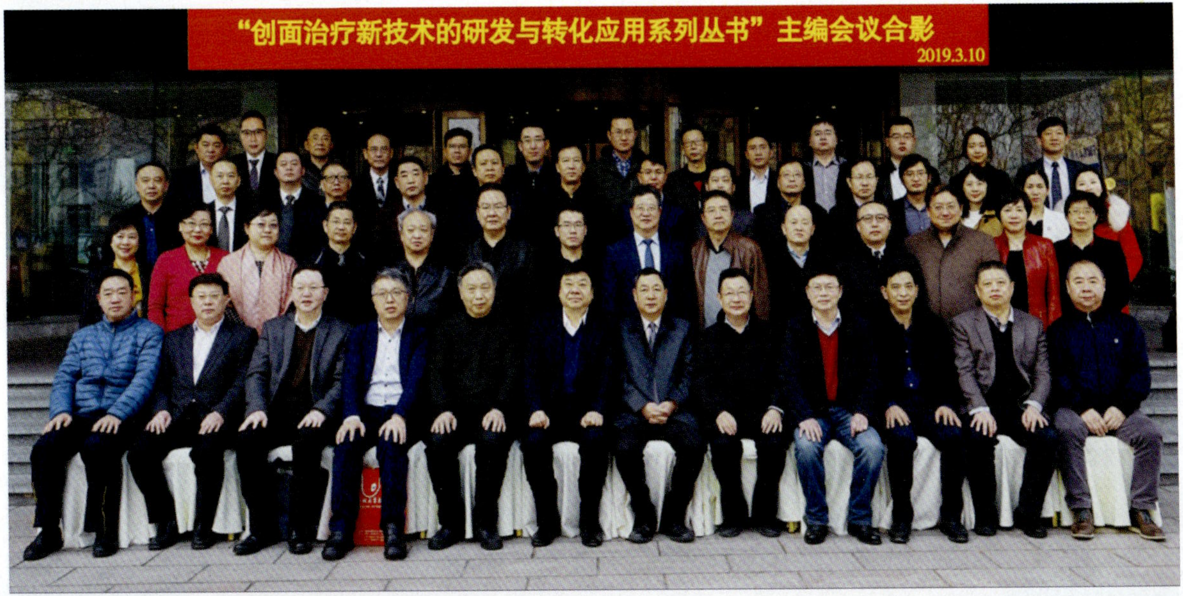


“创面治疗新技术的研发与转化应用系列丛书”主编会议全体与会者合影

第 5 册　生长因子/细胞因子在创面治疗中的应用

# 作者名单


## 主　编

程　飚　教授、主任医师　中国人民解放军南部战区总医院
付小兵　中国工程院院士、研究员、教授　中国人民解放军总医院
韩春茂　教授、主任医师　浙江大学医学院附属第二医院

## 副主编

徐庆连　主任医师　安徽医科大学第一附属医院
赖　文　主任医师　广东省人民医院
苏永涛　主任医师　山东省淄博北大医疗鲁中医院

## 编　委（以姓氏笔画为序）

孔亚男　付小兵　朱美抒　刘亦舒　刘宏伟
许鹏程　苏永涛　李　佳　李永林　吴　攀
张　磊　范锟铻　庞梦茹　郑志芳　宣　敏
徐庆连　唐建兵　黄　沙　崔　晓　韩春茂
程　飚　赖　文　雷肖璇　魏世坤

# 内容提要

“创面治疗新技术的研发与转化应用系列丛书”第5册《生长因子/细胞因子在创面治疗中的应用》较系统地介绍了生长因子与细胞因子的历史、区别、种类与作用、临床研究与转化、临床前研究、用于创面治疗的规范和指南，以及不同剂型的生长因子/细胞因子在创面治疗中的实际操作及典型病例、联合使用或与其他疗法的共同使用，生长因子/细胞因子的研究与转化应用总结与展望。其内容丰富，体例格式规范，行文流畅，逻辑关系清楚，图文并茂，可作为创伤基础研究人员和创伤外科及创面修复科等相关专业各级临床医师的参考书。

**创面治疗新技术的研发与转化应用系列丛书**

# 总序

创面治疗是古老的医学问题之一，同时在现代社会又有重大的治疗需求，由于社会进步、工农业生产的高速发展以及人们生活方式的改变，现在的创伤和创面治疗与以往相比都发生了很大的改变。一是种类明显增多。除传统的由交通事故、工矿事故、火灾事故以及战争与局部冲突等导致的组织损伤外，由疾病导致的组织损伤与创面也明显增多，如糖尿病与动静脉疾病导致的糖尿病足和下肢动静脉性溃疡创面等。二是发生机制更加复杂。除了创伤和创面本身，其病理生理过程还涉及原始疾病治疗以及老龄化等许多方面，受许多因素的影响，远远超过创伤和创面治疗本身。三是治疗难度加大。由于创伤和创面的发生与发展涉及许多方面，除治疗损伤组织本身外，还需要治疗原发疾病等，如糖尿病足的治疗就涉及创面本身和内分泌代谢、感染控制以及功能重建等。四是占用大量的社会资源与医疗资源。根据我们的初步研究，体表慢性难愈合创面的治疗费用、住院时间与占用的护理成本等均是普通疾病的3倍。五是人们对创伤和创面治疗结果的要求越来越高。希望修复和愈合的创面既没有溃疡发生和瘢痕形成，又达到和损伤以前一样的解剖结构与功能状态，即完美的修复和再生。因此，解决创伤，特别是体表慢性难愈合创面治疗的难题成为医学领域一个值得关注的重要问题，必须加以高度重视。

创伤，特别是创面治疗除了外科处理以外，各种治疗技术、方法、药物和材料的应用对缩短创面愈合时间、提高愈合质量和减轻医疗负担起到了重要的作用。特别是近年来，各种新的技术、方法和材料在临床上的广泛应用，对加快创面愈合速度和提高愈合质量起到了非常重要的作用。与此同时，也应当看到，在一些地方由于医护人员对这些新的治疗技术和方法的基本原理缺乏了解，加之临床使用不规范等，这些新的治疗技术和方法没有取得应有的治疗效果，部分地方对新治疗技术和方法的滥用也给创面治疗带来一些不良后果。为此，部分专家强烈建议对这些新技术和方法在临床上的应用进行规范和指导。经过与本领域著名专家较长时间的酝酿和准备，本着以科学性为基础、以实用性为手段、以提高治疗效果为目标的原则，编著出版一套“创面治疗新技术的研发与转化应用系列丛书”，供广大临床医护人员在工作中参考，并由此达到规范临床治疗行为、提高治疗技术和方法或产品的使用效率的目的。为此，本丛书的编写思路归纳起来有以下几方面。

**1. 写作目的**　进一步推广经过临床验证，在创面治疗中具有实际临床治疗效果的新技术、新方法和新产品；进一步规范这些新技术、新方法和新产品在临床的应用，以提高治疗效果，减少并发症，降低医疗费用等；丛书定位是一套实用性、教材性和普及性的著作，丛书中介绍的治疗技术和方法主要基于专家共识和临床经验，而并非强制性的治疗标准，故仅供临床使用时参考。

**2. 编著方式**　采用总主编负责下的各分册主编负责制。总主编负责丛书的总体规划、内容选择、分册主编遴选、出版，以及申请国家出版基金和重点图书出版规划项目等事项。分册主编负责该分册参编作者遴选、总体规划、写作、组稿和出版事宜。各分册本身是一部独立的专著，所有分册汇总是一套系列丛书。

**3. 写作方法**　本丛书基本上采用统一的写作范式（部分分册也可以根据实际情况进行调整），即包括四大部分：第一部分介绍该技术、方法或产品（不涉及具体公司、不涉及具体公司产品，仅仅是对技术、方法或产品发展的介绍）发展的历史；第二部分介绍该技术、方法或产品治疗创面的基本原理；第三部分重点介绍该技术、方法或产品治疗各种创面的实际病例，包括使用方法、典型病例治疗前后照片对比、部分文字介绍，让读者通过这些典型病例，基本了解该技术方法或产品的临床应用等；第四部分介绍该技术、方法或产品临床应用的注意事项（适应证、禁忌证及并发症防治或注意点等）。

此外，丛书还充分利用互联网和信息技术，在正文中印制了二维码，通过扫描二维码可以看到关联的幻灯片、视频、图片等原创数字资源。这些数字资源拓展了文字不易描述的内容，增加了图书的附加价值，使微观事物描述更加形象化，图书内容更加丰富，有利于读者获取更多的知识信息。

科技发展日新月异，各种新的治疗技术、方法与产品不断出现，本丛书选定的治疗技术、方法或产品不一定全面，可能存在局限性与遗漏之处。由于丛书分册比较多，主编处于不同的单位，在写作形式、内容等方面可能存在一些不一致的地方，还望读者提出批评与建议，以利于我们在今后的修订中加以改进，不断完善。

感谢各位分册主编和为本系列丛书做出贡献的各位专家；感谢郑州大学出版社社长张功员和策划编辑李振川以及出版社工作人员为此付出的辛勤劳动；感谢国家出版基金的大力支持。

中国工程院院士
中国人民解放军总医院生命科学院院长
“创面治疗新技术的研发与转化应用系列丛书”总主编

**2018 年 6 月 21 日**

# 前言

生长因子（growth factor，GF）/细胞因子（cytokine，CK）作为信号分子，主要通过特异的细胞膜受体介导其生物学效应，通过胞内多种信号转导通路影响 mRNA 及蛋白质的生物合成，调节细胞的生物学行为，是具有诱导和刺激细胞增殖、维持细胞存活等生物效应的蛋白类物质，其对促进细胞增殖、组织或器官的修复和再生都具有重要的促进作用。GF/CK 可通过自分泌、旁分泌或内分泌机制参与细胞间调控。各种 GF/CK 作用的相互影响，在细胞的微环境中构成一个复杂的调控网络。

GF/CK 参与创面修复中的炎症反应、肉芽组织增生、再上皮化和组织重塑等多个过程。虽然生长因子对皮肤缺损创面的修复具有明显的促进作用，且已经有获得中国食品药品监督管理局批准的冻干粉、凝胶等制剂，并用于临床创面治疗工作长达 20 余年，但是生长因子毕竟属于基因工程制药，许多药理和毒理问题尚未完全研究清楚，在临床应用上尚有一些问题要关注，包括明确生长因子调控创面愈合的网络机制，进一步关注创面局部应用生长因子可能的不良反应，特别是在临床工作中获得局部应用生长因子的有效浓度、最佳频次、方式与方法，了解局部应用生长因子的适应证与不同创面对生长因子的选择。同时必须注意，局部应用生长因子促进创面愈合只是促愈合的方式之一，生长因子并不能代替外科清创术及抗感染等创面处理的基本技术方法。我们希望本书能给读者一个启示。

本书邀请长期从事创面治疗工作的国内相关专家，对生长因子在临床的应用进行资料总结和分析，让我们更清晰地了解生长因子的作用机制和临床使用中的注意事项。同时，本书采用二维码将一些图像、视频资料制作成可视化的数字资料，使读者在阅读过程中通过扫码分享到精美的图片、幻灯片和动画，更加直观形象，相信一定会受到广大读者的欢迎。

**程　飚　付小兵　韩春茂**

**2017 年 9 月**

# 目录

# 1 概述

既往的研究证明，在创伤修复和组织再生过程中，有一类小分子肽扮演着十分重要的角色，它们通过和细胞表面的受体特异性结合从而发挥作用，参与细胞的生长、增殖、分化、迁移，以及基质合成作用，这类小分子被称为生长因子(growth factor,GF)/细胞因子(cytokine,CK)。它们是30余年来医学和分子生物学研究的一个重要领域，也是现代医学研究中具有里程碑性意义的重大收获。关于生长因子/细胞因子的研究日新月异，很难将之完整列出。其命名与分类法多种多样：根据发现的主要作用命名，如表皮生长因子(epidermal growth factor, EGF)、血管内皮生长因子(vascular endothelial growth factor,VEGF;或称血管内皮细胞生长因子)等；根据来源命名的，如血小板源生长因子(platelet-derived growth factor, PDGF;也称血小板衍生生长因子)。常见、常用的几类生长因子/细胞因子包括EGF、成纤维细胞生长因子(fibroblast growth factor, FGF)、角质细胞生长因子(keratinocyte growth factor,KGF)、胰岛素样生长因子(insulin-like growth factor,IGF)、PDGF、VEGF、肝细胞生长因子(hepatocyte growth factor, HGF)、骨形成蛋白(bone morphogenetic protein, BMP)、神经生长因子(nerve growth factor, NGF)、转化生长因子-α/β(transforming growth factor-α/β, TGF-α/TGF-β)、白细胞介素(interleukin,IL;简称白介素)、集落刺激因子(colony stimulating factor,CSF)等。

生长因子与细胞因子之间关系密切，生长因子因此也常常被部分学者称为细胞因子。事实上，两者还是存在一定差别的。生长因子是广泛存在于生物体内的多肽，对生物的生长、发育具有调节作用，对损伤后的组织具有促进修复和再生的调控功能，参与细胞-细胞间、细胞-基质间的交互影响作用。而细胞因子与造血相关(血液形成)细胞及免疫系统细胞(如淋巴细胞和来自脾、胸腺、淋巴结的组织细胞)的关系更密切。近年来,随着基因工程技术的成熟,商品化的重组生长因子/细胞因子产品开始广泛应用于烧伤、创伤、慢性皮肤溃疡等的治疗,并取得了较好的疗效。

## 1.1 细胞因子的历史

细胞因子是一类存在较为广泛的、分子量(5 000 ~ 20 000)较小的蛋白,是细胞信号中的重要部分。它们的释放对周围细胞行为产生影响。细胞因子包括趋化因子(chemokine, CK)、干扰素(interferon, IFN)、白细胞介素(IL)、淋巴因子(lymphokine, LK)、集落刺激因子(CSF)和肿瘤坏死因子(TNF),其作用与激素或生长因子不同(尽管有一些作用是重叠的)。产生细胞因子的细胞主要是循环系统和造血系统的免疫细胞,如巨噬细胞(macrophage, Mφ)、B淋巴细胞(B lymphocyte)、T淋巴细胞(T lymphocyte)和肥大细胞(mastocyte/mast cell),也包括少量的局部组织中的内皮细胞(endothelial cell)、成纤维细胞(fibroblast, FB)等基质细胞(stromal cell)。

1957年,Issacs和Lindemann首先发现细胞因子——α干扰素(interferon-α, IFN-α),又称Ⅰ型干扰素。1979年,Weissman成功分离出人体白细胞α干扰素基因。随后,Schering公司利用DNA重组技术将干扰素基因导入大肠埃希菌,生产出大量、纯度高达98%的人体α干扰素,称之为interferon α-2b(intron A)。intron A被认为具有抗病毒、抗肿瘤及免疫调节等作用,目前被广泛应用于临床。1965年,又发现γ干扰素(interferon-γ, IFN-γ),又称Ⅱ型干扰素。随后,淋巴细胞来源的介质(lymphocyte-derived mediator)、巨噬细胞移动抑制因子(macrophage migration inhibition factor, MIF)(1966年)分别被发现。

细胞因子为一组激素样的调节分子,人体内含量极微,传统激素含量水平在$10^{-9}$ mol/L,而细胞因子一般在微量的($10^{-12}$ mol/L)皮克(pg)水平即可发挥作用,主要以自分泌和旁分泌的方式作用于分泌细胞自身或邻近的组织细胞。近年来研究发现,不少细胞因子可由不同类型的细胞(既可以是免疫细胞,也可以是非免疫细胞)产生。细胞因子通过与靶细胞上相应的受体结合把信号传送到细胞内,进而产生生物学效应。它们参与调节体液和细胞免疫反应之间的平衡,调节成熟、成长和特定细胞群体的反应性。它们会被氧化应激所诱导,也会增强氧化应激反应。不同细胞因子可作用于同一靶细胞,介导相同或相似的作用,而同一种细胞因子又可作用于不同的靶细胞,产生不同的效应。另外,细胞因子还可以增强或抑制其他细胞因子的活性。比如白细胞介素-1(interleukin-1,IL-1)除了可以调节免疫系统外,还可以作用于下丘脑–垂体–肾上腺轴(hypothalamic-pituitary-adrenal axis,HPA)的不同位点,产生神经内分泌效应。不同的细胞因子之间形成网络,相互调节产生和发挥效应,除了受免疫系统的调控外,同时还受神经内分泌系统的调节。

## 1.2 生长因子的历史

生长因子(GF)广泛存在于生物体内,是一类调节生物生长、发育的多肽。虽然对这一大类生物活性物质的化学结构、生理作用、作用机制有一定了解,但仍有诸多问题没有认识,目前还难以给这些物质一个确切的定义。最初人们认为,生长因子由非腺体细胞产生,依赖于内分泌激素,以旁分泌或自分泌的方式分泌,与靶细胞膜特异性受体结合,引起生物效应的多肽物质。后来的研究把生长因子定义为促进所有生物体(动物、微生物和植物)生长的因子总称。对于细胞的生存和增殖,各种糖类、氨基酸、维生素、辅酶等都是必需的,但这些营养物质并不能称为生长因子。目前对生长因子的定义是:控制细胞增殖和分化功能的多肽物质,是细胞新陈代谢的全身或局部控制因子,常作为细胞间信号分子,促进细胞分化和成熟。

生长因子伴随内分泌学领域的快速发展而发展,而其生物活性的分布范围却远远超过内分泌学的界限，虽然它们不符合命名为激素的全部条件，但仍被视为内分泌学的一个新的尖端领域。细胞生长的调控是一个复杂的过程，尤其在多细胞生物中，细胞失去单细胞生物那种生长独立性，而置身于组织严密、互相制约的多细胞群体中，它们的生长、分裂受到相邻组织甚至生物整体的调控，生长因子是实现这种调控的生物信号之一，而细胞表面受体则是把这一信号转导到细胞内的关键成分。

回顾有关生长因子的研究历史：1948 年，Bueker 通过把小鼠增殖的肿块嫁接到鸡胚胎中，结果发现，侵入肿瘤里的神经纤维比进入肢芽中的多，能显著地促进其发育，从而发现了神经生长因子（NGF）。1950 年，Levi 进一步证实体内神经生长因子的存在。1953 年将其正式命名为神经生长因子。Levi 和 Cohen 在 1956—1958 年，又合作完成神经生长因子的提纯。1958 年，Stanley Cohen 和 Levi-Montalcini 在小鼠颌下腺发现了神经生长因子，从此，有关生长因子的研究成为相关学科的热点，并急速发展。1957 年，Salmon 和 Daughaday 发现胰岛素样生长因子（IGF）存在于血清中，能介导软骨硫酸盐化和促进长骨生长，又称之为硫酸盐化因子，也被称为生长介素。1972 年，Pieron 和 Temin 从牛血清中纯化出一种能刺激细胞分裂的物质，命名为“增殖刺激活性物质”。随后，人们发现了其具有不可抑制的胰岛素样活性及生长刺激作用。随着分子生物学技术的发展，1978 年，人们纯化出两种不被抑制的胰岛素样活性物质（non suppressible insulin-like activity substances，NSILAS；NSILAS-Ⅰ、NSILAS-Ⅱ），并发现其结构与胰岛素原相似，分别命名为胰岛素样生长因子Ⅰ（insulin-like growth factor-Ⅰ，IGF-Ⅰ）、胰岛素样生长因子Ⅱ（insulin-like growth factor-Ⅱ，IGF-Ⅱ），以强调它们与胰岛素结构的同源性。1962 年，Stanley Cohen 和 Levi-Montalcini 又发现一类物质可使新生小鼠眼睑早开、牙齿早萌、体重减轻和毛发生长延迟，这种由53 个氨基酸构成的单链多肽被称为表皮生长因子（EGF）。1973 年，Ross 在人血清中发现血小板源生长因子（PDGF），因其来源于血小板而得名。1974 年，Gospodarowicz 等从牛脑垂体中分离、纯化出一种对成纤维细胞系 Balb/c3T3 的分裂增生具有促进效应的多肽，因其可以促进成纤维细胞的生长而被命名为成纤维细胞生长因子。经过近 40 年的研究，人们发现称其为“多能细胞因子”更适合。1978 年，Delarco 和 Todaro 发现小鼠肉瘤病毒转化 3T3 细胞系所产生的多肽因子可诱导非肿瘤细胞转化，使之失去接触抑制、获得具有在软琼脂层中生长能力的肿瘤细胞，当时被称为肉瘤生长因子。后续研究发现某些人体肿瘤细胞也产生类似多肽因子，随后这些能刺激静止性生长的细胞呈非静止性生长的因子被称为转化生长因子（transforming growth factor，TGF）。1989 年，Rubin 等从人胎肺成纤维细胞的培养上清液中分离、纯化，发现具有促进小鼠角质细胞有丝分裂作用的物质，命名为角质细胞生长因子（KGF），又称为 FGF-7。1989 年，Ferrara 等在牛垂体滤泡星形胶质细胞的体外培养液中分离、纯化出血管内皮生长因子（VEGF），也是目前发现的增加血管通透性最强烈的物质之一。1991 年，Bradham 等在应用血小板源生长因子（PDGF）抗体筛选人类脐静脉内皮细胞互补脱氧核糖核酸（complementary deoxyribonucleic acid，cDNA）文库时首次发现结缔组织生长因子（connective tissue growth factor，CTGF），它广泛表达于人类多种组织器官中，在病理情况下，其过度表达与某些增生性或纤维化疾病的发生发展密切相关。至今已发现几十种生长因子，但并没有统一的命名方法，习惯的命名方法多是根据分子结构、生物效应、首先被发现的组织/细胞或所作用的靶细胞来命名，如骨形成蛋白刺激骨细胞分化，而成纤维细胞生长因子和血管内皮生长因子刺激血管分化（包括新血管形成），其中有些生长因子实际上为同一物质，而有些生长因子就是传统的激素（如胰岛素）。

细胞表面有大量生长因子（GF）受体。生长因子受体的本质是糖蛋白或单纯的膜蛋白，分子量为 130 000 ~ 170 000，其组成一般分 3 个部分：①细胞外部的配体亲和部位；②细胞内部的酪氨酸激酶结合部位；③细胞膜的连接部位。

各种生长因子与其相应受体结合后可能通过下述 3 种方式发生作用：①细胞内移行，生长因子与受体结合后，细胞将之内吞，形成受体粒(receptosome/receptor granule),对细胞核发生作用而引起效应;②酪氨酸磷酸化,生长因子与受体结合后直接引发此过程而发生效应;③通过第二信使环腺苷酸(cyclic adenosine monophosphate,cAMP)和环鸟苷酸(cyclic guanosine monophosphate,cGMP)的介导作用,生长因子与受体结合后,使环腺苷酸等的浓度提高而引起效应。

## 1.3 生长因子与细胞因子的区别

细胞因子与生长因子是存在区别的。因此,在1996年*Cytokine & Growth Factor Reviews*一文中提出生长因子主要关注对细胞的生长,而细胞因子更关注免疫系统的调控。

### 1.3.1 细胞因子

细胞因子是由免疫原、丝裂原或其他刺激剂诱导机体多种细胞(免疫细胞,如单核细胞、巨噬细胞、T细胞、B细胞、自然杀伤细胞等;某些非免疫细胞,如内皮细胞、表皮细胞、成纤维细胞)合成和分泌的一类具有广泛生物学活性的低分子量可溶性蛋白质(多肽类因子),包括淋巴细胞产生的淋巴因子(LK)和单核巨噬细胞(mononuclear phagocyte)产生的单核因子等。有学者根据功能将细胞因子分为5类:白细胞介素(IL)、干扰素(IFN)、集落刺激因子(CSF)、肿瘤坏死因子(TNF)、趋化因子(CK)。它们通过结合相应受体调节多种细胞生长、分化和生物效应,调控免疫应答等,具有调节固有免疫和适应性免疫、血细胞生成、细胞生长、脂肪来源多能干细胞(adipose-derived pluripotent stem cell,APSC)及损伤组织修复等多种功能(图1.1)。

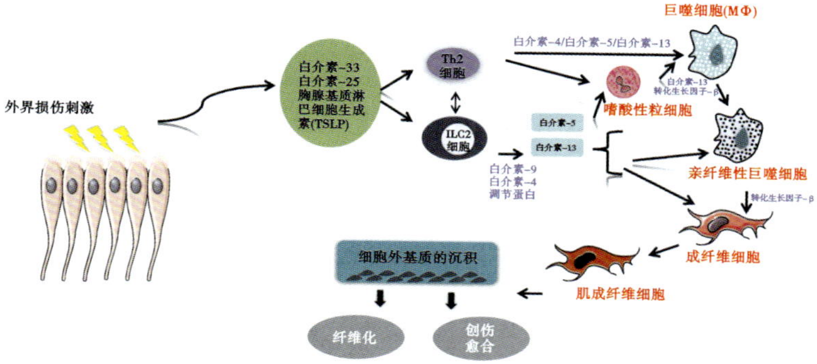


图 1.1　细胞因子在参与创面愈合细胞间的作用

## 1.3.2　生长因子

生长因子是一大类种类繁多,以调节、促进细胞生长和增殖为特征的多肽类信息分子,主要通过旁分泌、内分泌方式起作用,是一类细胞有丝分裂激素,主要包括转化生长因子-β(TGF-β)、表皮生长因子(EGF)、血管内皮生长因子(VEGF)、成纤维细胞生长因子(FGF)、神经生长因子(NGF)、血小板源生长因子(PDGF)、肝细胞生长因子(HGF)等(图 1.2、图 1.3)。

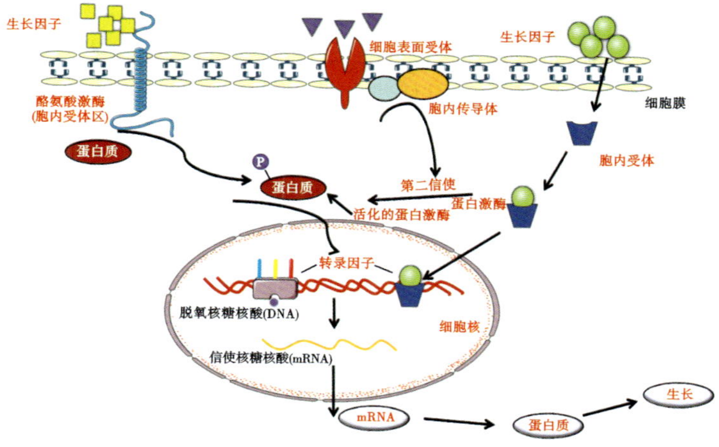


图 1.2　生长因子在创面愈合中的作用方式

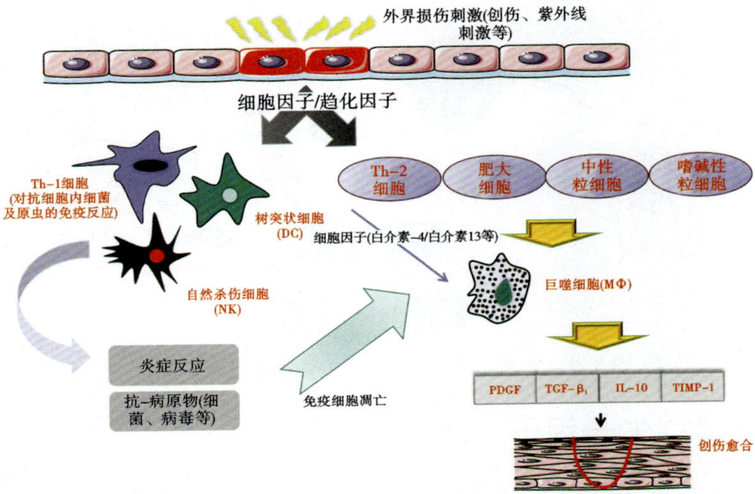


图 1.3　生长因子/细胞因子与其相关信号分子通路

许多未以生长因子命名的细胞因子也具有刺激细胞生长的作用。某些生长因子在一定条件下可表现出对免疫应答的抑制效应，如成纤维细胞生长因子-β 可抑制细胞毒性 T 淋巴细胞(cytotoxic T lymphocyte,Tc 或 CTL)的成熟和巨噬细胞的激活。

从主要功能上讲,生长因子主要调节细胞的增殖与分化,细胞因子主要调节免疫功能。但某些生长因子也有免疫调节功能,而某些细胞因子也能调节细胞的增殖与分化。它们彼此之间存在着千丝万缕的联系。总之,它们都是多功能性的,其命名和分类只是相对的。甚至多年以来,国内外的学者也经常将生长因子与细胞因子混淆使用。

(程飚　韩春茂　付小兵)

生长因子与细胞因子

# 2 生长因子/细胞因子

## 2.1 生长因子/细胞因子的种类与作用

### 2.1.1 生长因子的种类与作用

生长因子包括成纤维细胞生长因子(fibroblast growth factor, FGF)、转化生长因子(transforming growth factor, TGF)、表皮生长因子(epidermal growth factor, EGF)、血管内皮生长因子(vascular endothelial growth factor, VEGF)、胰岛素样生长因子(insulin-like growth factor, IGF)、血小板源生长因子(platelet-derived growth factor, PDGF)、神经生长因子(nerve growth factor, NGF)、肝细胞生长因子(hepatocyte growth factor, HGF)等。其在创面愈合中的作用及涉及的靶点见表2.1。

表2.1 生长因子在创面愈合中的作用及涉及的靶点

| 生长因子 | 靶点 | 功能 | 急性创面 | 慢性创面 |
|---|---|---|---|---|
| EGF | 血小板<br>巨噬细胞<br>成纤维细胞 | 再上皮化 | + | + |
| aFGF | 角质形成细胞<br>成纤维细胞<br>平滑肌细胞<br>血管内皮细胞 | 肉芽组织形成、再上皮化、基质形成与塑性 | + | + |

续表 2.1

| 生长因子 | 靶点 | 功能 | 急性创面 | 慢性创面 |
|---|---|---|---|---|
| bFGF | 角质形成细胞<br>肥大细胞<br>成纤维细胞<br>平滑肌细胞 | 肉芽组织形成、再上皮化、基质形成与塑性 | + | + |
| KGF | 上皮细胞 | 增殖、分化和迁移 | | |
| TGF-β | 血小板<br>角质形成细胞<br>巨噬细胞<br>淋巴细胞<br>成纤维细胞 | 炎症、肉芽组织形成、再上皮化、基质形成与塑性 | + | |
| PDGF | 血小板<br>角质形成细胞<br>巨噬细胞<br>内皮细胞<br>成纤维细胞 | 炎症、肉芽组织形成、再上皮化、基质形成与塑性 | + | + |
| VEGF | 血小板<br>中性粒细胞<br>巨噬细胞<br>内皮细胞<br>平滑肌细胞<br>成纤维细胞 | 肉芽组织形成 | + | + |
| IGF | 成纤维细胞<br>平滑肌细胞<br>巨噬细胞 | 肉芽组织形成、再上皮化 | + | + |
| HGF | 内皮细胞<br>成纤维细胞<br>角质形成细胞 | 肉芽组织形成、再上皮化、基质形成与塑性 | + | + |
| NGF | 角质形成细胞<br>成纤维细胞<br>肥大细胞<br>内皮细胞 | 肉芽组织形成、再上皮化、基质形成与塑性 | + | + |

### 2.1.2 细胞因子的种类与作用

细胞因子按功能分为白细胞介素(interleukin,IL)、肿瘤坏死因子(tumor necrosis factor,TNF)、集落刺激因子(colony stimulating factor,CSF)、干扰素(interferon,IFN)和趋化因子(chemokine,CK)5类。其在创面愈合中的作用及涉及的靶细胞见表2.2。

表2.2 细胞因子在创面愈合中的作用及涉及的靶细胞

| 细胞因子 | 靶细胞 | 功能 | 急性创面 | 慢性创面 |
|---|---|---|---|---|
| IL | | | | |
| IL-1 | 中性粒细胞<br>单核细胞<br>巨噬细胞<br>角质形成细胞 | 炎症、再上皮化 | + | + |
| IL-6 | 中性粒细胞<br>巨噬细胞 | 炎症、再上皮化 | + | + |
| TNF-α | 中性粒细胞<br>巨噬细胞 | 炎症、再上皮化 | + | + |
| CSF | 巨噬细胞<br>成纤维细胞<br>血管内皮细胞<br>角质形成细胞 | 炎症、再上皮化、肉芽组织增生 | | |
| IFN | 巨噬细胞 | 炎症、肉芽组织增生 | | |
| CK | 成纤维细胞<br>巨噬细胞<br>角质形成细胞 | 炎症、再上皮化 | | |

### 2.1.3 生长因子/细胞因子在创面愈合中的作用

皮肤缺损形成后,创面修复主要包括肉芽组织增生、创面再上皮化、瘢痕形成与创面愈合改建等过程。现代医学认为,皮肤缺损修复是多种细胞、生长因子和细胞外基质之间相互作用复杂的动态过程，创面愈合的各个阶段都有生长因子的参与和调控，与其关系较为密切的生长因子/细胞因子包括血小板源生长因子（PDGF）、转化生长因子-β（TGF-β）、成纤维细胞生长因子（FGF）、表皮生长因子（EGF）。目前认为，生长因子的作用机制主要为：①趋化作用，吸引炎症细胞和成纤维细胞进入创面；②促进各类参与修复的细胞增殖；③加速创面的血管化；④调节细胞外基质的产生和降解；⑤诱导邻近细胞合成生长因子/细胞因子（图2.1～图2.3）。

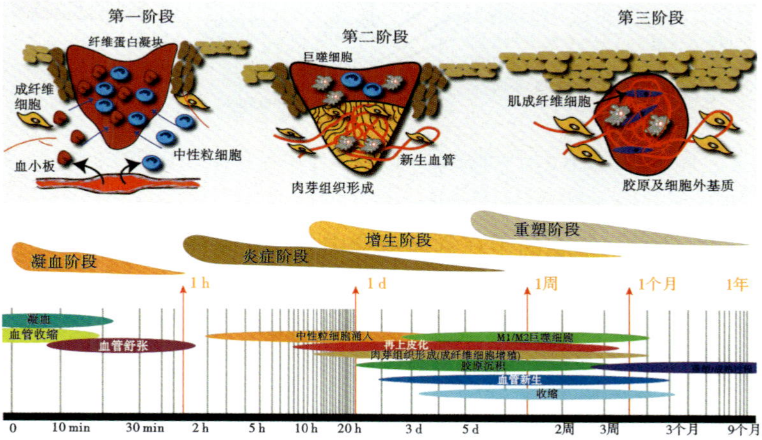


图2.1　创面愈合的进程

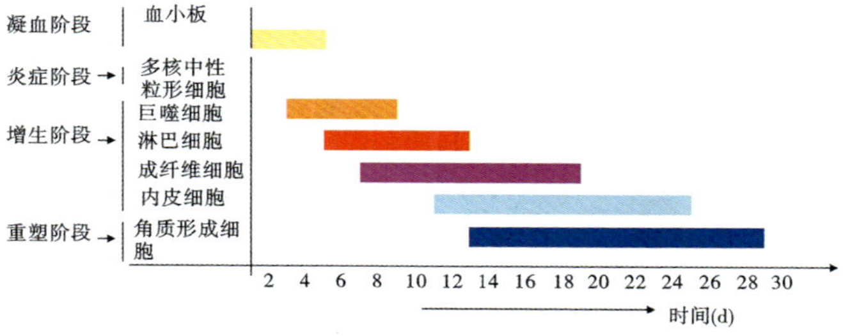


图2.2　各类修复细胞参与创面愈合的过程

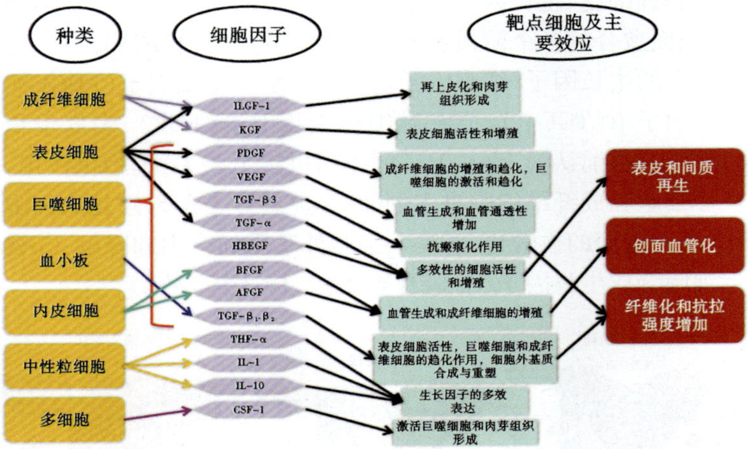


图 2.3　生长因子/细胞因子的来源与参与修复靶细胞的关系

生长因子/细胞因子在创面愈合中的作用见图 2.4、图 2.5。

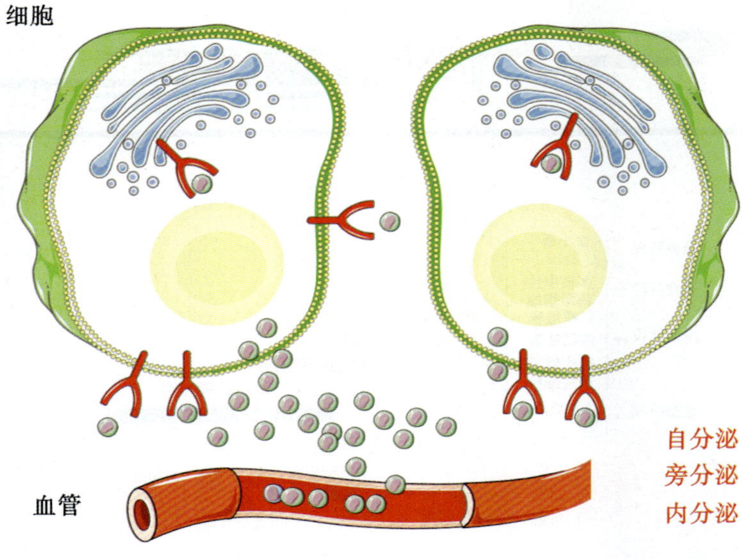


图 2.4　细胞因子与生长因子参与创面愈合生物学过程的作用方式

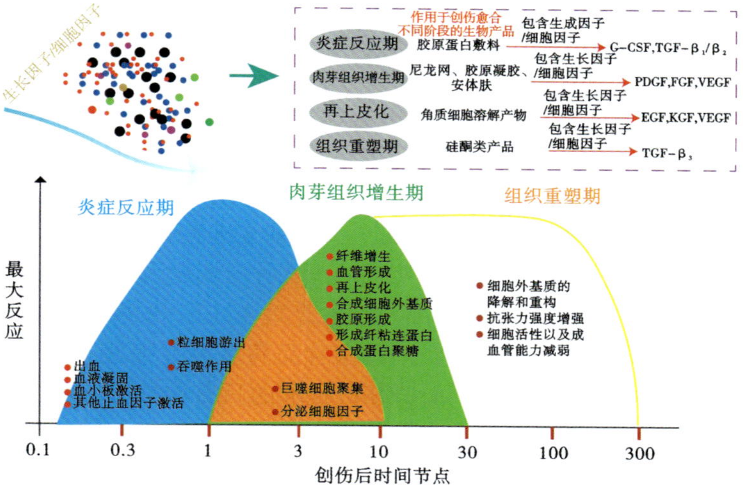


图 2.5　生长因子/细胞因子在创面愈合中的作用

生长因子概述　　细胞因子概述　　创面愈合

## 2.2　生长因子/细胞因子临床研究与转化

研究各类生长因子在皮肤创面愈合中的作用阶段及作用效果，对利用组织工程进行皮肤修复能力的评估及修复效果的提高有指导意义。皮肤创面愈合过程包括出(凝)血、炎症反应、肉芽组织形成、再上皮化，以及组织重塑过程，主要有血小板、炎症细胞、(肌)成纤维细胞、血管内皮细胞和角质形成细胞等参与，它们在各类生长因子作用下增殖、迁移,直至分化和凋亡。与促进皮肤愈合有关的生长因子主要有表皮生长因子(EGF)、成纤维细胞生长因子(FGF)、血管内皮生长因子(VEGF)、转化生长因子-β(TGF-β)、神经生长因子(NGF)、胰岛素样生长因子(IGF)、血小板源生长因子(PDGF)。由于生长因子在有水存在及室温环境下很容易失去生物活性,故直接在创面使用生长因子时常会由于体内复杂的环境而失活,达不到所期望的生物效应。这方面的应用性研究进展一直受到限制。

截至目前,细胞因子中的白细胞介素、肿瘤坏死因子、干扰素等都未产品化。美国食品和药品监督管理局(U. S. Food and Drug Administration,U. S. FDA)和我国国家食品药品监督管理总局(China Food and Drug Administration,CFDA)批准的只有粒细胞巨噬细胞集落刺激因子(granulocyte-macrophage colony stimulating factor,GM-CSF)应用到临床。1989年,我国科学家成功研制出具有我国自主知识产权的基因工程新药α-1b干扰素及随后批准生产的相关药物。

生长因子的产品化情况较好,已有美国FDA批准的血小板源生长因子(PDGF),以及我国国家食品药品监督管理总局批准的碱性成纤维细胞生长因子(basic fibroblast growth factor,bFGF)、酸性成纤维细胞生长因子(acid fibroblast growth factor,aFGF)、表皮生长因子(EGF)等多种产品。

20世纪80年代中期,美国路易斯维尔大学开展了在眼科手术后应用表皮生长因子促进创伤愈合的Ⅱ期临床试验。该大学进行的临床试验是测定表皮生长因子促进烧伤患者自身供皮部位的愈合、穿孔鼓膜的愈合和促进人造皮生长的相关研究。

20世纪80年代,我国军事医学科学院、上海医科大学、中国医学科学院等单位也先后开展白细胞介素、肿瘤坏死因子及成纤维细胞生长因子等生长因子和细胞因子的研究,并获得一些重组或提纯的生长因子。1996年,世界上首个重组牛碱性成纤维细胞生长因子(recombinant bovine basic fibroblast growth factor,rb-bFGF)新药在中国注册上市。1998年,*Lancet*杂志最先报道了中国科学家研发的碱性成纤维细胞生长因子用于600例大面积烧伤患者的临床研究。

研究结果显示，碱性成纤维细胞生长因子能显著缩短创面愈合时间，提高创面愈合质量。2002 年，重组人碱性成纤维细胞生长因子(recombinant human basic fibroblast growth factor，rh-bFGF)获得我国国家食品药品监督管理总局批准，用于慢性创面(包括慢性肉芽创面、溃疡和压疮等)、新鲜创面(包括外伤、手术伤等)和烧伤创面(包括浅二度、深二度及肉芽创面)的治疗。随后碱性成纤维细胞生长因子被开发为凝胶剂、喷雾剂、滴眼剂等多种剂型。应用碱性成纤维细胞生长因子滴眼液治疗机械损伤导致角膜浅表擦伤的治疗效果：应用 3 d 后，碱性成纤维细胞生长因子治疗组总有效率达 93.33%，高于透明质酸钠对照组(86.67%)；治疗 7 d 后，碱性成纤维细胞生长因子治疗组角膜损伤面积由 $(10.58\pm9.94)\,mm^2$ 降至 $(0.02\pm0.07)\,mm^2$。随后，国内学者又开发含有碱性成纤维细胞生长因子的胶原海绵高分子止血促再生材料，成为目前全球唯一获得批准的含有成纤维细胞生长因子的医疗器械产品。2002 年，重组人表皮生长因子(recombinant human epidermal growth factor，rh-EGF)获我国国家食品药品监督管理总局批准在中国上市，适用于皮肤烧烫伤创面(浅二度至深二度烧、烫伤创面)、残余创面、供皮区创面及慢性溃疡创面等的治疗。2006 年，重组人酸性成纤维细胞生长因子(recombinant human acidic fibroblast growth factor，rh-aFGF) Ⅰ 类新药在中国上市，主要用于深二度烧伤创面和慢性溃疡创面(包括外伤后残余创面、糖尿病性溃疡、血管性溃疡和压疮)的治疗。创伤修复领域 20 余年的临床验证表明，成纤维细胞生长因子在促进创面修复、加速愈合、减少瘢痕和色素沉着方面显示了良好的治疗效果和卓越的安全性。

20 世纪 80 年代开始，世界著名医药公司如安进(Amgen)、默克(Merck)、礼来(Lilly)等都投入大量资金和人力针对生长因子进行新药研究。2004 年，安进公司开发的成纤维细胞生长因子-7(FGF-7)静脉注射制剂获得美国 FDA 批准，商品名为 kepivance(开普敦，也称 palifermin，帕利夫明)，适应证为骨髓移植的白血病患者放射治疗和化学治疗导致的黏膜炎。palifermin 的临床研究结果显示，安慰剂组有 98% 的患者并发严重黏膜炎，palifermin 组该比例则为63%；安慰剂组患者并发严重黏膜炎的持续时间平均为9 d，palifermin组持续时间平均仅3 d。1988年日本KAKEN株式会社从美国强生公司购买重组人碱性成纤维细胞生长因子（trafermin，曲弗明）菌种和专利，经过13年的相关研究，trafermin于2001年在日本获得批准，适应证为压疮及皮肤溃疡（烧伤溃疡和足部溃疡）。

1993年，美国FDA已批准将bFGF作为治疗神经系统疾病和抗溃疡药物用于Ⅱ/Ⅲ期临床。国外利用缓释剂型对难治性骨折、齿科疾病的研究开发正在进行中。另外，冠状动脉硬化、冠状动脉旁路移值术后治疗的临床研究正由美国Chiron公司进行。日本武田bFGF喷雾剂于2001年9月上市，bFGF用于治疗脑瘫进入Ⅲ期临床观察阶段，bFGF肝磷脂（肝素）藻酸盐微囊在冠状动脉旁路移植术中改善心肌缺血已进入Ⅱ期临床观察阶段。静脉内bFGF的安全性评估已进入Ⅱ期临床阶段，bFGF治疗骨折和牙周炎已经进入Ⅱ期临床观察阶段。

我国国家食品药品监督管理总局批准用于组织修复的外用生长因子产品见表2.3。

表2.3 我国国家食品药品监督管理总局批准用于组织修复的外用生长因子产品

| 批准时间 | 产品 | 功效 | 批准情况 |
|---|---|---|---|
| 1998年 | 重组牛碱性成纤维细胞生长因子外用溶液（贝复济） | 促进烧烫伤、创伤、难愈性溃疡、复发性口腔溃疡、慢性宫颈炎、整形美容等领域创面愈合，减少瘢痕形成 | 国药准字S10980077 |
| 1999年 | 重组牛碱性成纤维细胞生长因子滴眼液（贝复舒滴眼液） | 各种原因引起的角膜上皮缺损和点状角膜病变，轻中度干眼症、大疱性角膜炎、角膜擦伤、轻中度化学烧伤、角膜手术及术后愈合不良 | 国药准字S19991022 |

续表 2.3

| 批准时间 | 产品 | 功效 | 批准情况 |
|---|---|---|---|
| 2001 年 | 外用重组牛碱性成纤维细胞生长因子(见林) | 皮肤烧烫伤创面(浅二度至深二度烧烫伤创面)、残余创面、供皮区创面及慢性溃疡创面的治疗 | 国药准字 S20010030 |
| 2002 年 | 外用重组人碱性成纤维细胞生长因子(扶济复) | 促进创面愈合,可用于慢性创面(包括慢性肉芽创面、溃疡和压疮等)和新鲜创面修复 | 国药准字 S20020025 |
| 2002 年 | 重组人表皮生长因子凝胶(易孚) | 皮肤烧烫伤创面(浅二度至深二度烧烫伤创面)、残余创面、供皮区创面及慢性溃疡创面的治疗 | 国药准字 S20020111 |
| 2004 年 | 外用重组人碱性成纤维细胞生长因子(盖扶) | 促进烧烫伤、创伤、难愈性溃疡、慢性宫颈炎、整形美容等创面愈合,减少瘢痕形成 | 国药准字 S20040052 |
| 2005 年 | 重组牛碱性成纤维细胞生长因子眼用凝胶(贝复舒) | 各种原因引起的角膜上皮缺损和点状角膜病变,角膜擦伤、轻中度烧伤及术后愈合不良 | 国药准字 S20050100 |
| 2006 年 | 外用冻干重组人酸性成纤维细胞生长因子(艾夫吉夫) | 促进烧烫伤、创伤、难愈性溃疡、慢性宫颈炎、整形美容等创面愈合,减少瘢痕形成 | 国药准字 S20060102 |

### 2.2.1 成纤维细胞生长因子与创面愈合

成纤维细胞生长因子(fibroblast growth factor,FGF),又称为肝素结合生长因子(heparin binding growth factor),是一种能促进成纤维细胞生长的多肽类物质。早期由于其等电点(isoelectric point,pI)的不同,被定义为碱性成纤维细胞生长因子(bFGF,pI=9.6),与早期发现的酸性成纤维细胞生长因子(aFGF,pI=5.6)相对应。它们都具有促进成纤维细胞有丝分裂、中胚层细胞生长的作用,还可刺激血管形成，在创伤愈合及肢体再生中发挥作用(图2.6)。事实上，成纤维细胞生长因子由众多家族成员构成，从目前应用型的研究看，aFGF和bFGF只是这大家族中的两个成员。显然，用酸性和碱性来区分并不是很准确，而以FGF-1和FGF-2描述更为科学，但约定俗成的命名至今依然被认可。特别是在批准的药物产品命名时依然习惯以酸、碱性来定义命名。所以，我们在本书中还是以使用较多的这两个名称进行总结讨论，特此说明。

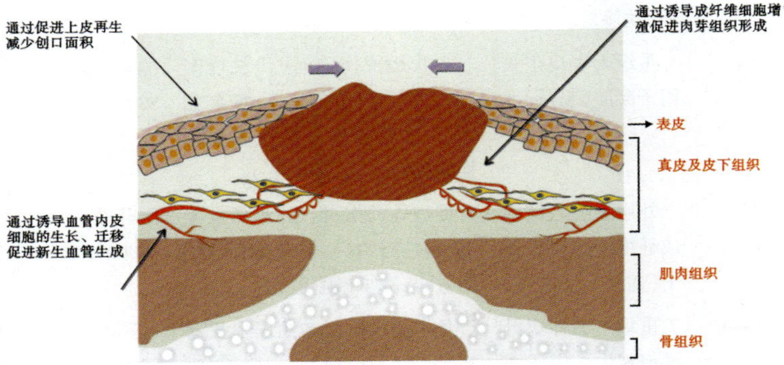


图2.6 成纤维细胞生长因子参与创面修复各阶段的作用方式

### 2.2.1.1 碱性成纤维细胞生长因子

碱性成纤维细胞生长因子(bFGF)，即FGF-2，是一个传递发育信号，能促进中胚层和神经外胚层细胞分裂的多肽，具有强烈的血管生成作用。在体外，能刺激细胞增殖、迁移，诱导纤溶酶原激活物及胶原酶活性，是与肝素有高亲和力的细胞促分裂原。可以由内皮细胞、平滑肌细胞、巨噬细胞分泌。它的作用是促进内皮细胞的游走和平滑肌细胞的增殖，能够促进新血管形成，修复损害的内皮细胞(图2.7)。

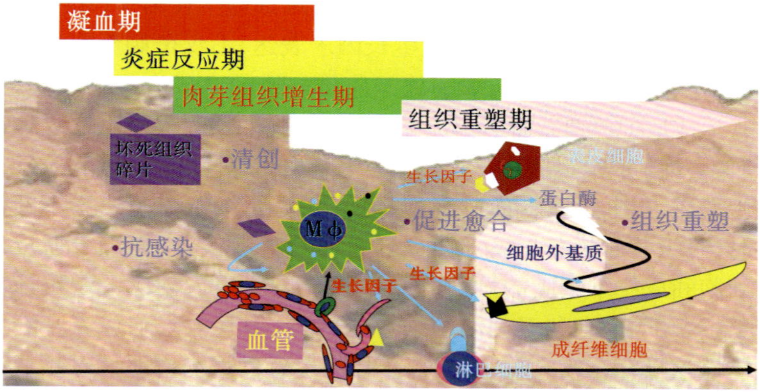


图 2.7　碱性成纤维细胞生长因子促进创面愈合的作用机制

最早上市的 FGF-2 是中国研究人员于 1998 年开发的基因重组牛碱性成纤维细胞生长因子外用冻干粉。在国家“八五”科技攻关项目“重组外用牛碱性成纤维细胞生长因子 bFGF(融合蛋白)”的资助下，通过 6 年技术攻关，于 1996 年获得我国第二个生物工程一类新药证书。该项目曾获国家“八五”重大科技成果奖和国家科技进步奖，被国家科学技术委员会列为 2001 年生物医药类第一个重点科技推广项目，用于烧伤创面(包括浅二度、深二度、肉芽创面)、慢性创面(包括体表慢性溃疡等)和新鲜创面(包括外伤、供皮区创面、手术伤等)的治疗。而后进一步开发了滴眼液、凝胶剂和溶液剂等剂型。

FGF-2 不仅展示了功能强大的促进组织修复、血管形成和细胞生长的作用，也因其对中枢神经系统的调控作用而受到越来越多的关注。

【作用机制】

作用机制包括：①趋化作用，促使成纤维细胞及间充质细胞等向创面聚集，从而启动创面愈合过程。②增殖作用，通过与受体结合，加速细胞分裂与增殖分化。③促进新生细胞间质蛋白合成及新生毛细血管的形成。

创伤修复中外源性重组人碱性成纤维细胞生长因子(rh-bFGF)有利于内源性碱性成纤维细胞生长因子表达,不仅可刺激组织分泌加速,还对成纤维细胞与细胞外基质蛋白质的合成有促进作用,促使其形成胶原纤维。此外,碱性成纤维细胞生长因子与相应受体结合后,会促进内皮细胞迁移,有利于毛细血管增生,进而有利于纤维细胞形成,当毛细血管内皮细胞、血管平滑肌细胞增殖速度不断加快时,组织营养状况与局部微循环会得到显著改善,再加上肌成纤维细胞和成纤维细胞的增殖,肉芽组织迅速生长,创缘上皮迅速爬行至中心部位,有利于创面的缩小与愈合,但其效果与患者存在的个体性差异存在较大关联,如部分外伤患者创面内内源性碱性成纤维细胞生长因子的存在会导致外源性碱性成纤维细胞生长因子的参与不在启动愈合主要因素的范畴内。慢性创面患者自身内源性碱性成纤维细胞生长因子缺乏,创面愈合机制难以启动,加大外源性重组人碱性成纤维细胞生长因子的参与程度会有效启动组织修复功能,进而缩短创面愈合时间。

**【适用范围】**

(1)急性创面　包括烧创伤、外科手术后等创面。

重组牛碱性成纤维细胞生长因子(rb-bFGF)的应用:有人采用重组牛碱性成纤维细胞生长因子(rb-bFGF)外用凝胶治疗120例二度局部烧烫伤患者,评价其疗效和安全性。发现rb-bFGF治疗组疗效明显,愈合时间明显缩短,具有统计学意义($P<0.05$)。且临床观察中,并没有发现任何不良反应(adverse reaction),说明重组牛碱性成纤维细胞生长因子外用凝胶治疗局部烧烫伤是安全有效的。另有临床研究选择浅二度和深二度烧伤病例共920例,男性636例,女性284例,平均年龄(32.0±13.1)岁,烧伤面积1%~98%。用15 ml生理盐水溶解3 600 U/瓶冻干重组牛碱性成纤维细胞生长因子。分别用rb-bFGF和碘伏治疗其烧伤创面,rb-bFGF用药剂量为144 U/cm$^2$。观察伤后8 d(浅二度)和15 d(深二度)创面愈合率,以及创面完全愈合时间。结果8 d愈合率治疗组为(77.6%±24.4%),对照组为(51.7%±26.4%)。完全愈合时间治疗组为

(9.6±2.4)d,对照组为(12.6±2.9)d。15 d 愈合率治疗组为(75.2%±26.3%),对照组为(53.3%±25.4%)。完全愈合时间治疗组为(17.5±4.5)d,对照组为(21.9±5.5)d。rb-bFGF 具有明显的促进二度烧伤创面愈合的作用,能够将愈合时间提前 3～4 d,创面愈合率提高 20%,无明显刺激反应,临床治疗安全有效。对于小儿轻中度深二度烧伤治疗,重组牛碱性成纤维细胞生长因子凝胶同样效果明显。2009 年 9 月—2014 年 9 月,有研究选择 120 例四肢皮肤深二度烧伤的小儿患者,按创面处理方法随机分为两组,重组牛碱性成纤维细胞生长因子凝胶组(治疗组)与凡士林油纱组(对照组)各 60 例。两组病例均每日治疗 1 次,直到创面封闭。对两组创面的愈合时间及愈合后瘢痕形成等情况进行比较,结果发现,治疗组创面平均愈合时间为(16.64±2.58)d,有 5 例瘢痕形成;对照组创面平均愈合时间为(19.82±2.23)d,有 17 例出现瘢痕形成,两组比较差异有统计学意义($P<0.05$),证实重组牛碱性成纤维细胞生长因子凝胶治疗小儿轻中度深二度烧伤创面的效果满意。

重组人碱性成纤维细胞生长因子(rh-bFGF)在烧伤创面的作用同样得到验证。有研究者采用重组人碱性成纤维细胞生长因子治疗 60 例烧伤及皮肤损伤患者,所有患者随机分为观察组与对照组,每组 30 例,对照组常规治疗,观察组外用重组人碱性成纤维细胞生长因子。结果发现,观察组浅二度、深二度、供皮区、外伤等创面的愈合时间均短于对照组,不良反应发生率明显低于对照组(6.7%和 33.3%,$P<0.05$),效果较为显著。有人观察重组人碱性成纤维细胞生长因子治疗外伤后体表组织缺损性创面,共选择 80 例外伤后皮肤软组织缺损发生创面的患者,随机分为治疗组(外用重组人碱性成纤维细胞生长因子组)和对照组(普通外科换药组),每组 40 例。观察两组愈合时间、甲级愈合率、不良反应发生率,结果治疗组均优于对照组,差异具有统计学意义($P<0.05$)。证实外用重组人碱性成纤维细胞生长因子能加快外伤后缺损性创面修复,提高创面甲级愈合率,不良反应较少,疗效显著。

对于外科手术或激光术后的创面,碱性成纤维细胞生长因子同样发挥积极作用。将 80 例外伤后皮肤软组织缺损创面形成患者，随机分为治疗组(外用重组人碱性成纤维细胞生长因子组)和对照组(普通外科换药组)，每组 40 例。两组性别组成、年龄、创面部位、面积等一般资料比较差异均无统计学意义($P>0.05$)，具有可比性。创面纳入标准：创面基底无明显肌腱、骨质外露；无合并糖尿病等。观察两组治疗效果，两组愈合时间、甲级愈合率、不良反应发生率比较，治疗组均优于对照组，差异具有统计学意义($P<0.05$)。说明外用重组人碱性成纤维细胞生长因子能够加快外伤后缺损性创面愈合，提高创面甲级愈合率，不良反应少，疗效显著。

2010 年 2 月—2015 年 3 月共 23 例患者入组。入选标准：①浅表的凹陷性瘢痕；②增生性瘢痕；③2 mm 以下的浅二度烧伤性瘢痕占全身总面积的 1% 以下；④手术后切口遗留的条形瘢痕。

排除标准：①血友病或出血异常者；②疑有恶变或已确诊为恶性病变者；③放射性皮炎或半年内有放射性治疗史者；④瘢痕体质或烧伤后瘢痕较深者；⑤局部有感染灶者。

其中男性 17 例，女性 6 例。年龄 15～42 岁，平均年龄 26 岁。面部痤疮感染后瘢痕 9 例，手术后切口瘢痕 8 例，外伤、烧伤后瘢痕 6 例。每例治疗 2～6 次，平均 4 次，每次间隔 1～3 个月。采用平推磨、侧磨、圈磨、点磨、侧切磨、斜切磨等方式，磨头顺时针旋转、移动方向由远向近，使磨头与皮肤接触，摩擦手术部位。皮肤磨削时产生大量的热量，会造成创面烫伤，故磨头每次接触皮肤的时间不宜过长，应随时用生理盐水滴洒术野降温。根据皮肤的构造特点，沿着皮肤的张力线、Langer 线所形成的皮肤纹理方向进行磨削，依据皮损的部位决定磨削的深度。一般应以不影响表皮再生为标准，首先消除隆起的瘢痕组织，边缘给予磨削平整，再用磨头细磨至皮肤平滑，整体控制在真皮浅层深度，尽量不超过真皮乳头层。术后用含有庆大霉素的肾上腺素盐水湿敷 5 min 后，覆盖浸有庆大霉素及 rh-bFGF 的凡士林纱布。外用 10 层无菌纱布加压包扎固定。术后常规预防感染，为减轻色素沉着，可口服维生素 C、维生素 E。术后 5～8 d 拆除外层纱布，保留最内层凡士林纱布使其自行脱落，同时创面给予 rh-bFGF 溶液外涂，以促进创面愈合。术后随访 1～8 个月，23 例患者均未出现感染，术后半个月左右油纱布干燥脱落。11 例患者出现暂时性皮肤红嫩，常伴有刺痛和痒感，多于数周或 1 个月内自行消退。术后 1 个月，7 例患者出现谷粒大小的黄白色丘疹，表面光滑，数月后开始逐渐消退。16 例患者术后 20 d～3 个月内出现程度不等的色素沉着，予严密防晒措施和口服维生素 C、维生素 E 约 3 个月，逐渐自行消退。局部皮肤稍显暗淡。

总体上讲，23 例患者，疗效显著 18 例，有效 3 例，无效 2 例，有效率为 91.3%。随访 1～8 个月，患者术后出现不同程度的红斑和色素沉着，经积极护理和治疗，均得到满意效果。说明皮肤磨削术联合外用 rh-bFGF 在修复表浅性瘢痕方面疗效可靠，可缩短创面愈合时间，同时可有效提高愈合质量。

另有研究者将碱性成纤维细胞因子凝胶应用在单极电刀电凝扁桃体切除术后的患者，观察扁桃体窝创面的愈合。双侧扁桃体切除术患者共 32 人，随机分为治疗组和对照组。治疗组术后一次性均匀涂抹重组牛碱性成纤维细胞生长因子凝胶 21 000 U/5 g。两组比较结果显示，碱性成纤维细胞生长因子凝胶能促进电刀电凝扁桃体摘除术后的创面愈合。

(2)慢性创面　包括去除肿瘤性慢性溃疡外其他各类慢性皮肤溃疡，如创伤性、血管性、神经性、内分泌性、代谢性皮肤溃疡。

自 1999 年起，付小兵等就开始观察碱性成纤维细胞生长因子(bFGF)对慢性难愈合创面(溃疡)的促修复作用，并探讨其促修复机制。其共选择 28 例，33 个慢性难愈合创面，其中创伤性溃疡 12 例(14 个创面)，压迫性溃疡 9 例(12 个创面)，糖尿病性溃疡 4 例，放射性溃疡 3 例。所有创面经清创后使用碱性成纤维细胞生长因子外用治疗(150 U/cm$^2$，1 次/d)。结果所有经碱性成纤维细胞生长因子治疗的创面都有明显的促进愈合作用，其中 20 个创面在 2 周内愈合，3 个创面在 3 周内愈合，8 个创面在 4 周内愈合，2 个创面超过 4 周愈合。4 周内总愈合率为 93.9%。研究结果表明，碱性成纤维细胞生长因子可显著地加速慢性难愈合创面愈合，其可能的机制涉及外源性碱性成纤维细胞生长因子能够补充内源性碱性成纤维细胞生长因子的不足或调控内源性碱性成纤维细胞生长因子活性。

国内有人对32例糖尿病足患者，在加强控制血糖及感染，加强饮食护理、足部护理、心理护理及局部换药等护理措施的基础上应用重组人碱性成纤维细胞生长因子治疗，观察表明，碱性成纤维细胞生长因子治疗糖尿病足溃疡具有一定疗效。

2014年，国内有学者将124例糖尿病足患者按溃疡分级分为观察组（外用碱性成纤维细胞生长因子）和对照组，观察组在常规治疗的基础上采用外用碱性成纤维细胞生长因子，并与对照组进行比较。结果观察组的疗效明显优于对照组（有效率分别为96.67%和76.56%，$P<0.05$），治愈时间较短[（18.45±5.23）d和（22.60±6.11）d，$P<0.01$]。

对老年糖尿病足溃疡患者使用生长因子的情况有学者进行了特别观察，了解重组牛碱性成纤维细胞生长因子在该类人群的应用效果及临床护理方案。所有48例患者随机分配到两组（$n=24$）。对照组中，男14例，女10例；年龄为65～84岁，平均年龄为（74.35±2.68）岁；糖尿病病程为5～21年，平均病程为（12.65±1.37）年。观察组中，男15例，女9例；年龄为65～85岁，平均年龄为（73.47±2.87）岁；糖尿病病程为5～22年，平均病程为（12.98±1.57）年。两组患者在基本资料方面差异无统计学意义（$P>0.05$），进行临床对比研究。入选标准：①所有患者的临床症状及实验室检查结果均符合糖尿病足的相关诊断标准；②患者的年龄在65岁及65岁以上；③所有患者的足部溃疡症状均符合Wagner分类中的Ⅰ级和Ⅱ级相关标准；④经医院伦理委员会批准，患者均自愿参与本次研究，在参与研究前，所有患者或家属签署知情同意书。

对照组采用常规护理方法，先清创处理创面，在溃疡面覆盖凡士林后给予10 ml生理盐水加短效胰岛素外敷，每2日换药1次。观察组在常规护理基础上增加重组牛碱性成纤维细胞生长因子（36 000 U）进行局部护理，将重组牛碱性成纤维细胞生长因子喷洒于创面，并使用无菌纱布进行覆盖，外敷生理盐水加胰岛素。

观察指标及疗效判定标准：对两组患者的创面愈合时间和对护理满意度进行观察和对比分析。

疗效判定标准：满意度采用问卷调查的方式，由护士发放并收回。分为非常满意、一般满意和不满意（非常满意+一般满意=满意度）。调查后，观察组患者非常满意 16 例，一般满意 7 例，不满意 1 例，护理满意度为 95.83%；对照组患者非常满意 8 例，一般满意 9 例，不满意 7 例，护理满意度为 70.83%。观察组优于对照组（$P<0.05$），可见重组牛碱性成纤维细胞生长因子治疗糖尿病足溃疡的价值高。在糖尿病足的整体治疗过程中，重组牛碱性成纤维细胞生长因子具有较强的促进性作用，可提升临床治疗有效率，缩短治疗时间，改善老年患者的生活质量。

另一项研究探讨了重组牛碱性成纤维细胞生长因子（rb-bFGF）对老年糖尿病足溃疡的疗效。将 28 例老年糖尿病足溃疡患者分为治疗组和对照组，每组 14 例。对照组采用内科治疗加局部换药治疗，治疗组采用内科治疗加局部换药并外涂 rb-bFGF 进行治疗，比较两组在肉芽组织成熟度、创面愈合时间和疗效方面的差异。结果显示，治疗组在第 9、13 天，创面肉芽组织成熟度优于对照组；在第 14、21、28 天，创面愈合速度优于对照组；治疗组创面愈合时间为（29.87±5.73）d，对照组为（38.49±6.58）d，两组比较差异有统计学意义（$P<0.05$）；治疗 4 周后，治疗组疗效显著优于对照组。研究提示，rb-bFGF 对老年糖尿病足溃疡具有良好的治疗效果。

（3）其他　有观察者使用二氧化碳（carbon dioxide，$CO_2$）点阵激光治疗凹陷性瘢痕，治疗术后采用重组牛碱性成纤维细胞生长因子（rb-bFGF）凝胶。76 例患者分为观察组和对照组，每组患者 38 例。两组的性别、年龄、瘢痕分级比较，差异无统计学意义（$P>0.05$），具有可比性。

瘢痕分为 4 级：Ⅰ级，深度小于 0.1 mm，有红色或褐色色素沉着，并伴有凹凸不等的瘢痕；Ⅱ级，深度 0.1～0.2 mm，瘢痕扁平；Ⅲ级，深度 0.5～0.6 mm 的瘢痕；Ⅳ级，增生性瘢痕，突出于表皮。

观察组采用 $CO_2$ 点阵激光(能量密度 6.0 ~ 10.0 J/cm$^2$,根据瘢痕的面积选择点阵图形的大小及密度,治疗头应紧贴皮损,治疗后包扎冰袋冷敷。4 ~ 8 周重复治疗 1 次,3 ~ 5 次为 1 个疗程)联合重组牛碱性成纤维细胞生长因子凝胶治疗,对照组采用单纯 $CO_2$ 点阵激光治疗(同上)。分别观察两组患者的愈合时间、不良反应发生率和患者满意度,结果 76 例患者瘢痕均有不同程度改善,有效率 100%,均取得满意疗效。观察组创面愈合时间平均为 7.5 d,对照组平均为 10.6 d,两组比较差异有统计学意义($P<0.05$)。观察研究显示,经 3 ~ 5 次的点阵激光治疗后,凹坑变浅,皮肤粗糙明显改善。$CO_2$ 点阵激光联合使用重组牛碱性成纤维细胞生长因子凝胶治疗具有加速凹陷性瘢痕术后修复、缩短治疗后的红斑持续时间、减少不良反应的作用,可提高患者的满意度。

萎缩性瘢痕点阵激光治疗后使用 rb-bFGF 修复的情况也有报道,治疗 26 例痤疮后遗留的萎缩性瘢痕患者,采用同体对照,患者两侧面部均接受 $CO_2$ 点阵激光治疗后,采用自身对照,一侧外敷 rb-bFGF 治疗,另一侧外敷生理盐水。共治疗 3 次,每次治疗时间间隔 3 个月。分别在治疗前、第一次治疗后 1 周及每次治疗后 1 个月进行评估,结果显示,$CO_2$ 点阵激光联合 rb-bFGF 治疗侧水肿较轻。两组红斑平均持续时间分别为,治疗组 16.5 d,对照组 17.5 d。结痂平均持续时间分别为,治疗组 6.5 d,对照组 8.5 d。多功能皮肤检测仪检测,第一次 $CO_2$ 点阵激光治疗后 1 周,rb-bFGF 侧的黑素指数(268.1±46.9)较生理盐水侧显著降低,两侧比较差异具有统计学意义($P<0.05$)。第三次治疗后1 个月检测到 rb-bFGF 侧的黑素指数(242.1±26.2)显著低于生理盐水侧(255.8±22.7),差异具有统计学意义($P<0.05$)。第三次治疗后 1 个月,rb-bFGF 侧的经表皮水分丢失指数(13.3±4.1)显著低于生理盐水侧(19.9±5.9),两侧数值比较差异具有统计学意义($P<0.05$)。rb-bFGF 侧治疗后的黑素指数和经表皮水分丢失指数均显著低于生理盐水侧,而 rb-bFGF 侧含水量高于生理盐水侧。本项研究提示,外用 rb-bFGF 可显著增强 $CO_2$ 点阵激光治疗痤疮后萎缩性瘢痕的疗效。

综合性的研究中，对 163 例各种创面患者按创面类型分成 3 组，其中烧伤创面组 62 例（均为伤后 48 h 以内，其中烧伤浅二度 23 例，深二度 39 例）、手术取皮区创面组 36 例（其中刃厚皮片取皮区创面 12 例，中厚皮片取皮区创面 24 例）、慢性创面组 65 例（经常规治疗超过 4 周未愈合，其中残留肉芽创面 18 例，压疮 15 例，窦道 11 例，糖尿病性溃疡 21 例）。治疗过程中，进行常规治疗的同时，加用 rh-bFGF 治疗。20 000 U/支 rh-bFGF 冻干粉溶于无菌生理盐水 2 ml 中，用其浸透 10 cm×10 cm 单层干纱布（推荐应用浓度为 200 U/$cm^2$）。用该纱布覆盖创面，其上再覆盖 1% 磺胺嘧啶银霜纱布，包扎或半暴露，每日换药 1 次；手术取皮区创面用上述浸有药液的纱布覆盖，包扎，隔日换药 1 次；慢性创面按常规消毒，坏死组织、脓汁分泌物均予以清除，并引流，创面用庆大霉素加生理盐水冲洗后，用干纱布吸干液体，将 rh-bFGF 纱条（较推荐的应用浓度略大）填入创腔内或敷于创面上，包扎，每日换药 1 次。对照组为常规治疗的同时，加用等量生理盐水治疗。烧伤创面组和手术取皮区创面组采用随机自身对照法，慢性创面组采用相同个体治疗前后创面情况对照。分别观察创面愈合时间、用药前后血尿常规、肝肾功能变化及不良反应。结果烧伤创面组及手术取皮区创面组用药区创面完全愈合时间较对照区缩短（$P<0.01$，$P<0.05$），慢性创面组用药区创面愈合时间较对照区缩短（$P<0.01$）。该项观察提示，rh-bFGF 的最佳治疗时机应该在创面清创后及感染控制情况下。若创面有炎症分泌物或坏死组织附着创面，直接应用 rh-bFGF 促愈合效果并不佳。炎症分泌物、坏死组织的附着，隔离 rh-bFGF 与组织的接触，影响其疗效的发挥。同时该研究认为，用 rh-bFGF 治疗慢性创面的剂量应大于急性创面。慢性创面临床治疗较为困难，将 rh-bFGF 应用剂量较急性创面加大后，组织愈合效果显著。因此研究者推测，慢性创面不易愈合除与原发疾病有关外，还与创面本身修复内环境的改变有关，如内源性生长因子含量减少或因子受体活性降低，可增加应用剂量以达到有效的刺激浓度。慢性创面应重视病因治疗，如控制糖尿病，改善血液循环，为 rh-bFGF 应用提供良好的前提条

件。但是否如本研究所述和推测，尚缺乏真正的机制研究，有待更多的实验数据验证。

有学者用中文期刊全文数据库、万方数据库、维普数据库、中国生物医学文献数据库等数据库为主要检索来源，通过荟萃分析，研究 bFGF 治疗压疮的临床疗效系统评价。

文献质量评价：采用随机方法的隐藏和 Jadad 量表联合质量评价法，分为 1～5 分，只纳入 Jadad 评分 1 分的文献进行分析。2 名评价员独立评价并选择试验，按预先确定的表格提取资料。以上 2 步如遇意见不一致，由双方讨论协调解决。

结局指标：①综合疗效指标，至少包括治愈时间和有效率为终点指标中 1 项数据；②次要指标，包括显效、有效、无效患者例数。结果显示，两组治愈时间比较差异有统计学意义（$P<0.01$）。提示重组牛碱性成纤维细胞生长因子治疗组治愈率高于湿润烧伤膏或聚维酮碘等消毒剂对照组。重组牛碱性成纤维细胞生长因子治疗压疮患者的治愈时间、治愈率，2 个亚组总效率荟萃分析的漏斗图呈倒漏斗状，基本对称，提示文献发表偏倚不大，但由于纳入研究的质量不高，试验结果有发生偏倚的高度可能性。

**【不良反应】**

Robson 等为研究碱性成纤维细胞生长因子与安慰剂在治疗压疮时的作用及安全性，采用随机双盲试验方法，在观察促创面愈合效果的同时，检测不同剂量碱性成纤维细胞生长因子血液学安全性、血清化学、尿液分析、吸收情况、抗体形成及不良反应等。结果证实，碱性成纤维细胞生长因子在促肉芽组织中成纤维细胞和毛细血管数量增加，加速创面内肉芽组织形成的过程中，无毒性和抗体形成等不良反应。同样还有许多试验证实，外源性使用成纤维细胞生长因子在对创面产生促愈合作用的同时具有安全性。

有人将 70 例皮肤软组织撕脱伤患者分为研究组与对照组，每组 35 例。研究组给予 bFGF 药液喷雾剂喷洒后纱布覆盖，对照给予生理盐水清理常规换药。治疗前后分别抽取空腹肘静脉血 5 ml 进行丙氨酸氨基转移酶（alanine aminotransferase，ALT）、天冬氨酸氨基转移酶(aspartate aminotransferase, AST)、血肌酐(serum creatinine, Scr)和血尿素氮(blood urea nitrogen, BUN)检测。两组患者 ALT、AST、Scr 和 BUN 等肝和肾功能指标间差异无统计学意义($P>0.05$)。再次证实,bFGF 具有较好的临床安全性。

有学者观察碱性成纤维细胞生长因子(bFGF)与常规换药对皮肤软组织撕脱伤创面的修复效果,同时观察其对肝、肾功能的影响。治疗前后,两组患者肝、肾功能指标未见异常,差异无统计学意义($P>0.05$)。本研究的结果表明,bFGF 治疗皮肤软组织撕脱伤具有较好的临床效果,能够促进创面的修复,或许参与炎症反应。bFGF 创面上外用是安全的,方法值得进一步推广。

2007 年,国外在一项局部应用碱性成纤维细胞生长因子促进创面愈合的研究中发现,随着碱性成纤维细胞生长因子使用剂量的增加,糖尿病足溃疡创面发生感染的机会也相应增加,且均高于对照组。但同样也有一些使用生长因子(GF)促进溃疡愈合的研究报道,创面发生感染的机会与对照组无显著差别。生长因子剂量增加是否与感染风险增加相关,目前并没有明确结论,仍然需要大样本的前瞻性研究结果加以证实。

2015 年,有人报道 1 例严重并发症,患者双眼先天性重度上睑下垂,于局部麻醉下行“左眼额肌瓣悬吊矫正术”,术后患者左眼闭合不全,术后次日给予重组牛碱性成纤维细胞生长因子眼用凝胶 3 滴点左眼,早晚各 1 次,防止暴露性角膜炎。用药 15 min 后,患者诉呼吸困难、呼吸急促。查体:急性面容,双肺散在哮鸣音,无头晕、头痛,无畏寒、发热,无恶心、呕吐等不适。查看患者术区敷料,包扎、固定在位,清洁、干燥,未见明显渗出。上睑下缘及内眦处淤青颜色转淡,结膜未见充血、水肿。裂隙灯下检查左眼,见左眼角膜光滑、透明,余未见明显异常。立即静卧吸氧,给予盐酸异丙嗪注射液 25 mg 肌内注射、地塞米松磷酸钠注射液 25 mg 静脉注射,抗过敏,静脉滴注多索茶碱+生理盐水 50 ml 平喘,随后患者诉症状缓解。嘱患者停用重组牛碱性成纤维细胞生长因子眼用凝胶,上述症状未再发生,作者虽考虑可能是重组牛碱性成纤维细胞生长因子眼用凝胶引起的药物不良反应，但并不能完全排除其他因素造成的并发症。故我们只是将报道列出，并没有更多的证据支持该观点。

成纤维细胞生长因子(FGF)　　碱性成纤维细胞生长因子(bFGF)

### 2.2.1.2 酸性成纤维细胞生长因子

1984 年，Thomas 等从牛脑中分离纯化得到酸性成纤维细胞生长因子(aFGF)，发现其对中胚层及神经外胚层来源的细胞具有促分裂作用。aFGF 作为人体内的微量活性物质，主要分布于大脑、垂体、神经组织、肾上腺、视网膜、心脏和骨等器官或组织内，在血清和体液中的浓度极低，很难在体液或组织中提取并用于临床。近年来，伴随基因重组技术的快速发展，采用生物工程方法得到的重组人酸性成纤维细胞生长因子(rh-aFGF)，具有与人体细胞的同源性，为其在临床中推广应用提供了可能。特别是广泛的生物学效应，可用于治疗烧烫伤、溃疡。

药效学实验表明，重组人酸性成纤维细胞生长因子(rh-aFGF) 60 U/$cm^2$皮肤外用，可明显促进创伤的愈合。由于其等电点(pI)是5.0～6.0，酸性环境下，酸性成纤维细胞生长因子的稳定性好，更有利于发挥其温和持久的生物学活性。酸性成纤维细胞生长因子具有广泛的生物学功能，具有两大类型的活性：①促有丝分裂活性，促进细胞增殖、分裂。能影响来源于中胚层和神经外胚层的多种细胞，如间充质细胞(血管内皮细胞、平滑肌细胞、心肌细胞、成纤维细胞、角质形成细胞)、内分泌细胞(卵泡粒层细胞、肾上腺皮质细胞等)、神经细胞(星形胶质细胞、少突胶质细胞等)的生长、分化及功能。②非促有丝分裂活性,减少局部缺血等。

【作用机制】

在创面愈合方面的主要作用机制包括:趋化炎症细胞浸润创面,促进血管内皮细胞和成纤维细胞分裂、增殖,加速肉芽组织形成和创面的再上皮化,抑制胶原纤维的过量形成。具体讲,则主要涉及:①趋化作用,能趋化炎症细胞向创面聚集,早期启动创面愈合。②细胞增殖作用,酸性成纤维细胞生长因子(aFGF)能主动与创面附近细胞膜上的受体相结合,使创面血管平滑肌细胞、血管内皮细胞(endothelial cell, EC)、角质形成细胞、肌成纤维细胞等分裂、增殖,促进其愈合。③酸性成纤维细胞生长因子促进新生血管分化。正常组织内酸性成纤维细胞生长因子无促进血管生长的作用。缺氧后,组织上调其表达,并刺激血管内皮细胞产生胶原酶和纤维蛋白溶解酶原(纤溶酶原)激活物,进一步降解基底膜,同时诱导血管内皮细胞形成管腔样结构。在硫酸乙酰肝素(heparan sulfate, HS)作用下,酸性成纤维细胞生长因子促进血管生成的作用加强。④酸性成纤维细胞生长因子参与免疫调节,细胞因子的表达增加,能加速创面愈合(图2.8)。

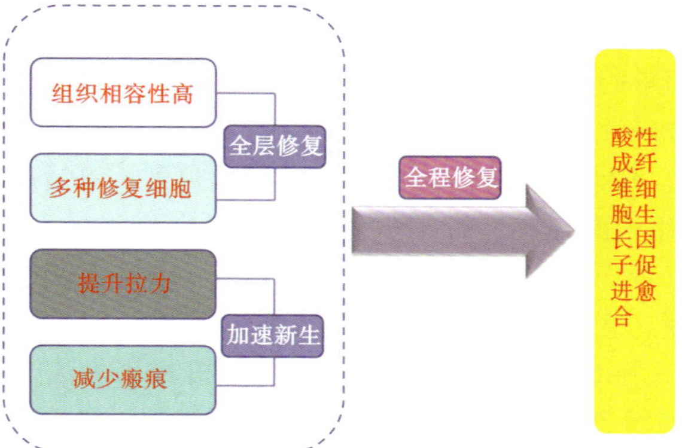


图2.8 酸性成纤维细胞生长因子参与创面愈合的作用机制

【适用范围】

(1)急性创面　包括烧创伤、剥脱性激光术后、外科手术后等创面。

有研究者分析总结烧伤治疗中应用重组人酸性成纤维细胞生长因子(rh-aFGF)后烧伤创面的愈合情况。将100例二度烧伤患者作为观察对象,采用自身对照方法,分别于每位患者中选取深度相同的两处创面,并分别给予常规治疗及重组人酸性成纤维细胞生长因子治疗,接受常规治疗者为对照组,接受重组人酸性成纤维细胞生长因子治疗者为观察组,对比两组临床治疗效果后发现,观察组浅二度及深二度烧伤7 d和14 d创面愈合率均明显高于对照组,两组间的差异具有统计学意义($P<0.05$)。从创面闭合时间上,观察组浅二度及深二度烧伤创面愈合时间也明显短于对照组,两组差异同样具有统计学意义($P<0.05$)。观察组浅二度及深二度烧伤7 d治疗总有效率分别为94%及78%,而对照组分别为80%及52%,观察组均明显优于对照组,两组比较差异有统计学意义($P<0.05$)。这说明重组人酸性成纤维细胞生长因子可显著提高二度烧伤的临床治疗效果,并缩短临床治疗时间。

一项6个研究医院对254例门诊浅二度烧伤患者进行的观察性治疗发现,治疗组给予银离子敷料联合重组人酸性成纤维细胞生长因子(清创时清洗治疗,清创后给予喷雾治疗),对照组给予银离子敷料联合碱性成纤维细胞生长因子(给药方法同酸性成纤维细胞生长因子)。记录创面愈合时间及愈合后的色素沉着情况。结果同样显示,重组人酸性成纤维细胞生长因子可促进浅二度烧伤愈合,减轻色素沉着,安全性较好。

对于深二度烧伤重组人酸性成纤维细胞生长因子的临床治疗效果,还有人将65例深二度烧伤患者按随机数字表法分为观察组30例和对照组35例,两组均行削痂术,观察组削痂术后应用重组人酸性成纤维细胞生长因子,对照组削痂术后不使用重组人酸性成纤维细胞生长因子,观察创面愈合情况、肉芽组织生长情况、创面完全愈合时间、瘢痕增生情况、不良反应发生情况。结果观察组的平均愈合时间短于对照组($P<0.05$),观察组第10、15、19天愈合率均高于对照组($P<0.05$),观察组肉芽组织生长情况优于对照组($P<0.05$)。术后1年观察组瘢痕评分优于对照组,平均瘢痕高度低于对照组,平均瘢痕面积小于对照组,差异有统计学意义($P<0.05$)。观察组水肿评分、渗出评分、脓液评分优于对照组($P<0.05$),观察组细菌培养阳性率低于对照组,但差异无统计学意义($P>0.05$)。未发现不良反应。证实削痂术后应用重组人酸性成纤维细胞生长因子能够促进烧伤创面肉芽组织生长,缩短愈合时间,加快烧伤创面的愈合速度,减少瘢痕形成。

为对比重组人酸性成纤维细胞生长因子(rh-aFGF)与重组人碱性成纤维细胞生长因子(rh-bFGF)治疗深二度烧伤的临床疗效与安全性,采用多中心、随机、平行对照临床试验方法,入选5个研究中心216例深二度烧伤患者,两组患者均给予相应抗感染、营养补充治疗。观察组(108例)入院时首先根据创面大小给予重组人酸性成纤维细胞生长因子(1瓶/5 $cm^2$)进行冲洗,然后每日3~4喷/$cm^2$喷雾治疗,6~8次/d,对照组(108例)给予重组人碱性成纤维细胞生长因子治疗,给药方法同观察组。随访30 d后,评价两组患者创面愈合情况。结果,观察组完全愈合时间、溶痂时间、12 d完全愈合率、15 d完全愈合率等指标均明显优于对照组($P<0.05$)。治疗7 d后,观察组白细胞水平、渗出评分均明显低于对照组($P<0.01$)。两组总评分中度构成比比较,差异具有统计学意义($P<0.05$)。说明重组人酸性成纤维细胞生长因子治疗深二度烧伤创面的临床疗效优于碱性成纤维细胞生长因子,安全性较高。

进一步观察重组人酸性成纤维细胞生长因子对儿童手术或意外创面愈合的影响。将206例患儿随机分为治疗组(给予重组人酸性成纤维细胞生长因子)及对照组(给予重组人碱性成纤维细胞生长因子),观察治疗7 d后两组创面愈合、患儿感染、脂肪液化等疗效情况,以及治疗6个月后的瘢痕、色素沉着及不良反应等情况。结果重组人酸性成纤维细胞生长因子、重组人碱性成纤维细胞生长因子治疗7 d的愈合率分别为88.4%、74.2%,剩余创面面积分别为(2.2±1.1)$cm^2$、(3.9±2.4)$cm^2$。6个月后治疗组与对照组瘢痕发生率分别为27.2%、67.5%,色素沉着发生率分别为30.1%、69.9%,两组比较差异均有统计学意义($P<0.05$)。证实重组人酸性成纤维细胞生长因子对儿童手术或意外创伤创面的促修复作用依然较强,可有效缩短愈合时间,降低瘢痕发生率及色素沉着发生率,有效减小瘢痕及色素沉着面积。

应用重组人酸性成纤维细胞生长因子对接受激光治疗的患者实施创面修复治疗的临床研究,选取了82例接受激光治疗患者,分为对照组与治疗组,对照组采取莫匹罗星(百多邦)与红霉素联合方式,治疗组采取重组人酸性成纤维细胞生长因子方式,两组患者的治疗效果对比分析显示:治疗组患者创面愈合时间(5.10±1.67)d、创面皮肤外观复常时间(35.48±4.26)d、创面修复治疗计划实施总时间(10.32±3.65)d,明显短于对照组(8.69±2.44)d、(46.93±5.67)d、(13.28±3.41)d;激光治疗创面修复治疗总有效率92.7%,明显高于对照组的70.7%;创面修复治疗期间出现水肿、渗出、红斑及疼痛、灼烧的人数明显少于对照组。说明应用重组人酸性成纤维细胞生长因子对接受激光治疗的患者实施创面修复的临床效果极为明显。

(2)手术切口　有人采用开放性临床随机对照试验研究外用冻干重组人酸性成纤维细胞生长因子对剖宫产术后切口愈合的影响,并初步探寻外用冻干重组人酸性成纤维细胞生长因子最佳的给药方式。将451例行剖宫产术并符合纳入标准的患者,随机分为3组(安慰剂组、喷雾治疗组和冲洗治疗组):冲洗治疗组于皮肤缝合前采用溶于生理盐水的外用冻干重组人酸性成纤维细胞生长因子冲洗创面,缝合后再将外用冻干重组人酸性成纤维细胞生长因子喷于创面或纱布;喷雾治疗组于切口缝合后同冲洗治疗组进行喷雾治疗;安慰剂组于缝合前用生理盐水冲洗创面。随访并记录患者住院时间,观察患者切口愈合情况、应用特定电磁波治疗器护理情况等。结果表明,冲洗治疗组患者疗效与安慰剂组相比,各指标差异具有统计学意义($P<0.05$)。与喷雾治疗组相比,冲洗治疗组患者

在切口愈合甲级(82.98%与52.52%,$P=0.027$)、乙级(16.31%与43.17%,$P=0.033$)、手术切口满意率(91.49%与74.82%,$P=0.038$)、瘢痕直径[(7.84±2.85)cm与(10.08±3.17)cm]方面差异均具有统计学意义($P<0.05$)。研究证实,外用冻干重组人酸性成纤维细胞生长因子可缩短患者术后切口愈合时间和住院时间,减轻瘢痕,且疼痛和瘙痒发生率较低,最佳的给药方式为术中冲洗联合术后喷雾。

吴剑萧等采用前瞻性、多中心、随机、对照临床试验设计方案,入选3个研究中心116例陈旧性肛裂患者,按照随机数字表法随机分为两组。试验组($n=58$例)采用肛裂切除黏膜下移术,术后给予酸性成纤维细胞生长因子冲洗同时每日换药;太宁栓组($n=58$例)采用肛裂切除黏膜下移术,术后给予太宁栓每日换药。观察两组患者的创面愈合、出血、疼痛、渗出情况,并记录患者的住院时间、抗生素使用时间、完全愈合时间。结果显示,酸性成纤维细胞生长因子在减轻创面水肿、减少渗出方面有一定效果。根据本项观察,作者提出酸性成纤维细胞生长因子能明显缩短肛裂切除黏膜下移术患者的创面愈合时间,减少住院时间,且术后瘢痕可能有一定减少。

(3)慢性创面　包括除肿瘤性慢性溃疡外的其他各类慢性皮肤溃疡,如创伤性、血管性、神经性、内分泌性、代谢性皮肤溃疡。

有人使用重组人酸性成纤维细胞生长因子(rh-aFGF)来促进细胞的有丝分裂,加快细胞的增殖,同时使用粒细胞集落刺激因子(granulocyte colony-stimulating factor, G-CSF)促进血管的生成来改善和促进局部血液循环。

有观察者将277例慢性创面患者(其中糖尿病足97例、静脉曲张性溃疡105例、压疮75例。治疗过程中脱落14例,剔除9例,有效病例数为254例)分成3组,分别为:试验组(90例),采用重组人酸性成纤维细胞生长因子冻干粉均匀外敷后喷雾治疗(3~4喷/$cm^2$);对照组1(91例),仅给予重组人酸性成纤维细胞生长因子喷雾治疗(3~4喷/$cm^2$);对照组2(72例),采用湿润烧伤膏外敷后生理盐水喷雾治疗。

入选标准：①糖尿病性下肢溃疡、静脉曲张性溃疡、压疮性溃疡诊断标准分别参照2010年美国糖尿病协会糖尿病诊断标准，静脉曲张性溃疡诊断。多普勒超声检查，大、小隐静脉和(或)深静脉血液有逆流并发生组织溃疡。压疮诊断标准，创面存在，持续受压部位出现红斑、水疱、溃疡病理改变，发于骶骨、坐骨结节等骨隆突处，上述溃疡需达到二度以上。②男女不限，年龄在18～75岁。③签署知情同意书。④创面愈合困难，超过3 d未见明显的肉芽组织生长。⑤溃疡面积超过15 $cm^2$，小于30 $cm^2$。

排除标准：①妊娠期或哺乳期妇女。②合并较严重的肝谷氨酸氨基转移酶>3倍正常范围上限(ULN)，总胆红素>3倍ULN，谷氨酰转肽酶>3倍ULN、肾功能(肌酐>200 mmol/L)异常。③合并恶性肿瘤、心功能衰竭(美国纽约心脏病协会分级Ⅲ～Ⅳ级)。④精神异常者。⑤凝血功能异常者。

剔除标准：有严重不良事件；药物治疗2周依然无效；患者主动终止试验；未按照方案所制订的方法用药的患者。

结果显示，创面在给予抗感染治疗、消毒处理、二级护理后，试验组将4 ml rh-aFGF冻干粉均匀外敷于创面，1次/d，无菌纱布覆盖后同时给予喷雾3～4喷/$cm^2$；对照组1仅给予酸性成纤维细胞因子喷雾治疗3～4喷/$cm^2$；对照组2则给予湿润烧伤膏外敷于创面，1次/d，三组均治疗1个月或直至痊愈。试验组与对照组1和对照组2比较，患者创面渗出更少，肉芽组织生长状况更佳，差异均有统计学意义($P<0.05$)。另外，本研究还观察到，对照组2的疼痛指标改善更为明显，与试验组比较差异有统计学意义($P<0.05$)。本研究提示，rh-aFGF可显著缩短愈合时间，尤其是冻干粉直接外敷治疗患者创面渗出20 d，累积创面愈合率、完全愈合时间均优于单独喷雾治疗及使用湿润烧伤膏($P<0.05$)的患者。另外，冻干粉直接外敷患者的延迟愈合率下降较为明显，显著低于直接喷雾与湿润烧伤膏外敷($P<0.05$)。长期随访发现，冻干粉外敷组瘢痕面积较湿润烧伤膏组更低($P<0.05$)。推测这可能由于酸性冻干粉可直接溶于渗出液，药物的局部浓度更高，其渗透性更强，从而促进创伤面愈

合;另外,冻干粉均匀喷洒,创面的接触面积更大,不易流失。但目前采用外用冻干粉直接外敷治疗的研究较少,因此其临床疗效尚不明确。尽管本研究显示直接外用冻干粉促进愈合的作用可能更强,但限于样本量小、评价方法为非盲法等限制,其结论尚需进一步开展随机、多中心、双盲试验予以证实。

(4)其他　为评价重组人酸性成纤维细胞生长因子(rh-aFGF)预防鼻咽癌放射性损伤的临床疗效和安全性,选择136例鼻咽癌患者,按随机数字表法分为观察组和对照组各68例。两组患者均进行常规放射治疗,对照组患者放射治疗后给予生理盐水喷敷及含漱,出现红斑或溃烂后应用络合碘涂擦,6～8次/d,暴露放射野皮肤至放射治疗结束后1周。观察组患者在对照组治疗的基础上,应用重组人酸性成纤维细胞生长因子喷敷放射野皮肤,同时将重组人酸性成纤维细胞生长因子溶于生理盐水中进行含漱。随访至放射治疗结束后2周,观察两组患者的皮肤、口腔黏膜、味觉损伤等情况。结果发现,对照组和观察组患者的Ⅲ+Ⅳ度放射性皮炎发生率分别为8.82%(6/68)、36.76%(25/68),Ⅲ+Ⅳ度放射性口腔黏膜损伤发生率分别为8.82%(6/68)、29.41%(20/68),Ⅰ+Ⅱ度味觉损伤发生率分别为19.11%(13/68)、55.88%(38/68),两组的差异均有统计学意义($P<0.05$)。服药期间,观察组患者的不良反应主要表现为瘙痒、恶心,未见其他严重不良反应,两组的差异无统计学意义($P>0.05$)。本项观察的结果初步证实,重组人酸性成纤维细胞生长因子可减轻鼻咽癌放射治疗所致皮肤、口腔黏膜及味觉损伤情况,且不良反应较少,具有一定的临床推广价值。

为评价重组人酸性成纤维细胞生长因子配合Q开关Nd:YAG激光治疗老年斑的临床疗效及安全性,选取107例老年斑患者,随机分为两组,应用Medlite Ⅳ型美肤激光治疗仪,以1 064 nm波长,2～4 mm光斑照射,1次/周,10周为1个总疗程。治疗组给予重组人酸性成纤维细胞生长因子,溶于20 ml生理盐水冲洗激光术后创面,持续喷雾治疗(3～4喷/$cm^2$,6～8次/d),连续应用7 d;对照组仅给予生理盐水冲洗及喷雾。采用CK34-MPA9型多功能皮肤测试仪检测治疗前后经表皮水分丢失(transepidermal water loss,TEWL)、含水量及皮肤黑色素量,并评价激光术后并发症。结果发现,治疗组总有效率高于对照组,差异具有统计学意义($P<0.05$),采用重组人酸性成纤维细胞生长因子治疗后经表皮水分丢失值和黑色素指数相比于对照组下降明显。另外,治疗组对激光引起的红斑、水肿、色素沉着具有一定的减轻作用。重组人酸性成纤维细胞生长因子配合激光术可显著提高老年斑治疗疗效,减少激光术后并发症的发生。

闫军飞等利用重组人酸性成纤维细胞生长因子联合激光治疗不同类型瘢痕情况,主要观察治疗效果和安全性。受试者的瘢痕类型涉及增生性瘢痕、萎缩性瘢痕、凹陷性瘢痕、瘢痕疙瘩,两组各72例,共计144例,治疗组均在激光治疗后给予重组人酸性成纤维细胞生长因子喷雾治疗。首先将1支重组人酸性成纤维细胞生长因子冻干粉溶于10~20 ml生理盐水,清洗并清洁创面后连续多次喷雾于创面(1~2喷/$cm^2$,6~8次/d)或纱布(3~4喷/$cm^2$,6~8次/d),连续治疗7~14 d。对照组则仅予以生理盐水喷雾,持续7~14 d。所有评分及色素沉着面积均由3个研究人员单独评估,取平均值。此外,对患者术后随访期间发生的不良反应进行记录和分析。采用VISIA皮肤图像分析仪和SOFT5.5皮肤性质测试仪对治疗区的色素、红斑和瘢痕情况进行分析,并了解创面愈合的时间。结果显示,重组人酸性成纤维细胞生长因子治疗能明显改善激光治疗引起的红斑、水肿、色素沉着、皮肤发黑等问题,并且明显缩短结痂时间[(1.8±1.2)d与(3.2±1.4)d,$P<0.05$]、脱痂时间[(4.2±1.4)d与(6.7±2.8)d,$P<0.05$]和创面愈合时间[(6.8±1.6)d比(9.2±2.1)d,$P<0.05$]。rh-aFGF最短应用时间为7 d,最长应用超过14 d,用药期间除瘙痒发生4例、局部疼痛2例外,并未明显观察到可能与rh-aFGF相关的严重的不良反应发生。对照组瘙痒发生2例,局部疼痛4例,另外出现2例较为严重的渗出。总之,治疗组重组人酸性成纤维细胞生长因子促进创面愈合的作用,表现出较好的效果,有待进一步验证后在临床推广应用。

高频电离子电灼治疗常用于去除各类皮肤斑、痣、疣、赘生物等病损，其中因面部病损就诊更为常见，患者在去除病损的同时，对术后恢复效果十分关注。因此，及时有效地修复创面往往是决定治疗效果的关键。有人采用重组人酸性成纤维细胞生长因子(rh-aFGF)对电离子术后面部皮肤创面进行治疗，所选取的面颊部皮肤病损患者180例，均为女性。所有患者无瘢痕体质、无系统性疾病史、无感染症状等。观察组90例，年龄25～30岁，电灼治疗后创面面积小于1 $cm^2$，创面深度达真皮深层；对照组90例，年龄25～30岁，电灼治疗后创面面积小于1 $cm^2$，创面深度达真皮深层。观察组创面消毒后，采用生理盐水彻底清洗。将rh-aFGF冻干粉与溶媒混合并摇匀，即25 000 U冻干粉溶于10 ml溶剂。距创面10～15 cm高度，将配制好的药液按照100 U/$cm^2$均匀喷涂于患处，表面敷单层油纱，再覆盖无菌纱布，每日换药1次，创面愈合后停药。对照组创面清创消毒后覆盖单层油纱，无菌敷料包扎，每日换药1次，至创面愈合。对两组病例的创面愈合时间及用药后7、14、21 d创面愈合率等相关数据进行统计学分析对比。结果显示，观察组皮肤创面愈合时间为(9.0±3.1)d，对照组为(14±4.9)d，两组比较差异有统计学意义($P<0.01$)。用药7 d时创面愈合率观察组与对照组比较差异有统计学意义($P<0.01$)。14 d时，创面愈合率两组比较差异仍有统计学意义($P<0.01$)。21 d时，两组创面愈合率均达100%。一般来讲，术后皮肤创面愈合时间的长短，将会影响瘢痕及色素沉着等并发症的发生。采用rh-aFGF治疗面部皮肤创面，由于缩短了创面愈合的时间，有助于创面早日进入创面改建塑形阶段，调节胶原合成与分解的平衡而提高创面的愈合质量。

有国内学者提出，与其他生长因子相比，重组人酸性成纤维细胞生长因子的优点是与烧伤创面的微酸环境更接近，有利于该生长因子发挥生物学活性。有关这一观点或结论尚有待进一步的研究证实。

**【不良反应】**

重组人酸性成纤维细胞生长因子900 U/cm$^2$组动物的各项指标均未见异常变化,故重组人酸性成纤维细胞生长因子的无不良反应剂量为900 U/cm$^2$。此剂量是家兔药效最佳有效剂量(60 U/cm$^2$)的15倍,故在60～900 U/cm$^2$剂量下皮肤外用该药是安全的。

在临床应用中aFGF的剂量效应作用不可忽视。一方面,aFGF剂量增加可促进侧支循环血液增加;另一方面,新生血管壁的高通透性可能因高浓度的aFGF与胞内其他因子协同作用,促成原生质组分穿过血管壁造成渗漏,要aFGF有效发挥作用,必须在两者之间找到平衡。治疗效果的稳定性也是值得关注的问题。由于大多数研究都是在aFGF作用后短期内解剖学、组织学观察到的结果,缺乏更长时间的跟踪研究报道,所以进一步的观察、研究还有待深入。

酸性成纤维细胞生长因子(aFGF)

## 2.2.2 表皮生长因子与创面愈合

1962年,美国科学家Cohen博士在小鼠颌下腺中发现了一种活性蛋白,可促使新生小鼠眼睑早开、牙齿早萌,在组织学上能引起实验小鼠眼睑皮肤细胞生长和成熟,命名为表皮生长因子(epidermal growth factor,EGF)。1975年,人们发现了在人的尿液中有EGF的存在。1979年,Carpenter等报道了EGF的氨基酸残基组成等。同年,Gregory发现了人类尿液中的胃抑素可以抑制胃酸分泌,实际上胃抑素与EGF是同一种物质。1986年,为表彰Stanley Cohen和Rita Levi-Montalcini在发现EGF中的突出贡献,诺贝尔生理学或医学奖颁发给了这两位学者。

EGF 是类表皮生长因子大家族的一个成员，作为一种多功能的生长因子，在体内体外都对多种组织细胞有强烈的促分裂作用。EGF 同应答细胞表面的特异受体结合，一旦结合，便促进受体二聚化并使细胞质位点磷酸化。被激活的受体至少可与 5 种具有不同信号序列的蛋白结合，进行信号转导，在翻译水平上对蛋白质的合成起调节作用。此外，EGF 可提高细胞内脱氧核糖核酸（deoxyribonucleic acid，DNA）拓扑异构酶活性，也可促进一些与增殖有关的基因表达。

1992 年，桂林华诺威基因药业有限公司与中国医学科学院基础医学研究所合作在北京建立基因工程药物研究中间性试验（简称中试）基地，进行重组人表皮生长因子（rh-EGF）等基因药物的开发工作。经过 8 年多时间的刻苦攻关，2000 年在“重组人表皮生长因子中试项目”取得了重大突破，成为我国第一个成功利用酵母菌高效表达基因工程药物的企业。2000 年和 2002 年，华诺威分别获得重组人表皮生长因子滴眼液（易贝）和重组人表皮生长因子凝胶（易孚）两个国家一类新药。

深圳市华生元基因工程发展有限公司也通过 EGF 基因片段在大肠埃希菌表达系统充分表达而获得的与天然 EGF 活性和结构高度一致的产物——外用重组人表皮生长因子（rh-EGF）衍生物（依济复）。经Ⅰ、Ⅱ、Ⅲ期临床试验证明，依济复对烧伤、创伤及慢性创面的修复有明显的促进作用，临床应用安全，未见明显的毒副作用。1 271 例患者Ⅳ期临床试验发现怀疑与使用依济复有关和可能有关的不良反应出现者 10 例，其中用药时创面疼痛 7 例，丙氨酸氨基转移酶（ALT）升高 3 例，均计为不良反应病例，发生率为 0.79%，整体上具有较好的安全性。

2011 年，张宪法等人对纳入的 10 个随机对照临床研究中 536 例深二度烧伤患者进行 Meta 分析，评价结果显示，应用 EGF 制剂治疗深二度烧伤，能明显缩短创面愈合时间、提高创面愈合率和减少瘢痕增生的发生，从而进一步提高烧伤创面的修复质量，证明 EGF 制剂治疗烧伤效果显著。但 EGF 在创面上应用能否缓解创面疼痛，尚不能得到有效的证据支持。

**【作用机制】**

表皮生长因子与表皮生长因子受体（epidermal growth factor receptor，EGFR）结合后，相邻受体相互靠近形成二聚体，聚集的受体相互进行催化，使自身酪氨酸磷酸化，从而使受体的激酶区激活。表皮生长因子对表皮、间皮、内皮细胞在体内外都起作用，还影响组织器官的生长和分化。首先它可以活化核糖核酸（ribonucleic acid，RNA）、促进脱氧核糖核酸（DNA）和蛋白质的合成，同时也可以促进细胞大分子的合成，例如糖蛋白等；通过活化糖酵解作用增加呼吸代谢，进而激活代谢过程相关的酶，如磷酸果糖激酶；使细胞内外各物质、离子等运输活跃；最终促进细胞分裂，这是最明显、最重要的效应。这些生物效应表明，表皮生长因子可通过信号转导，使细胞内产生一系列应答，进而能开启与细胞分裂有关的基因，使静止细胞胞内发生变化，从而使细胞增殖（图 2.9）。

其生物效应包括：①活化糖酵解作用以增加呼吸代谢，激活磷酸果糖激酶；②促进低分子量化合物从细胞外到细胞内，增加细胞营养；③活化 RNA 和蛋白质合成；④刺激细胞外大分子合成，如透明质酸和糖蛋白；⑤促进细胞增殖，促进身体的一些产物如前列腺素的合成等；⑥促进 DNA 合成。

这些生物效应表明，hEGF 可以传递信号，引起细胞内一系列的生物化学变化，具有多种生物活性：①促进人体皮肤的角质形成细胞、角膜上皮细胞和哺乳动物上皮细胞生长；②刺激身体的皮肤组织角膜和气管上皮组织的增殖；③对某些癌症有一定的疗效；④促进角膜、皮肤和其他皮肤创面修复；⑤抑制胃酸分泌；⑥具有促进肉芽组织生长的作用，显著促进损伤皮肤的修复效果；⑦增强皮肤内多种细胞的蛋白质、DNA 和 RNA 合成和细胞代谢等。

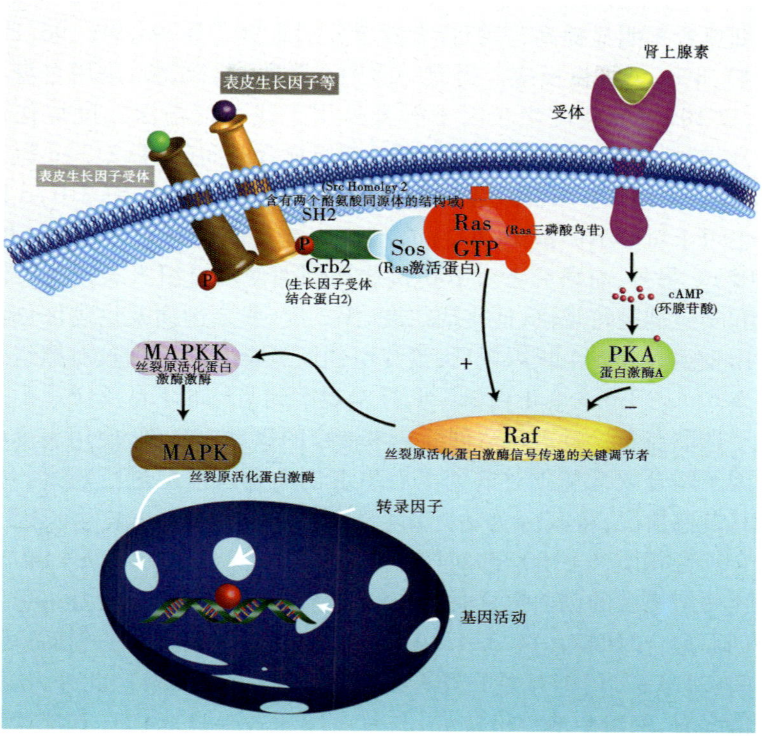


图 2.9　表皮生长因子在细胞内的信号转导过程

【适用范围】

外用重组人表皮生长因子溶液适用于烧伤创面、残余小创面、各类慢性溃疡创面（包括血管性、放射性、糖尿病性溃疡）及供皮区、新鲜创面等。

（1）急性创面　表皮生长因子为较早用于促进创面愈合的生长因子。国内一组外用重组人表皮生长因子（recombinant human epidermal growth factor, rh-EGF）喷雾剂的多中心临床试验结果显示，用重组人表皮生长因子治疗的 1 014 例浅二度、深二度、刃厚供皮区和中厚供皮区等急性创面，平均愈合时间分别为（9.7±2.5）d、

(18.8±4.5)d、(8.4±3.3)d 和(14.3±4.2)d，较对照组明显缩短，中期愈合率明显提高，其综合有效率分别达 90.3%、94.9%、96.1% 和 81.8%，无不良反应。另有一多中心随机双盲试验，采用自身对照，以 10 μg/g 表皮生长因子软膏外用于浅二度与深二度烧伤创面，比较的结果显示，浅二度创面治疗组愈合时间(8.4±2.3)d 短于对照组(9.5±2.6)d，深二度创面治疗组愈合时间(16.8±3.0)d 同样也短于对照组(18.3±3.2)d，且两组差异具有统计学意义($P<0.05$)。另外，有研究者对 100 例烧伤创面使用重组人表皮生长因子和安慰剂进行观察，证实浅二度、深二度、残余创面及供皮区创面使用重组人表皮生长因子后，治疗组创面愈合时间分别较对照组提前 2.6 d、3.3 d、3.3 d 和 2.3 d，且未观察到明显的不良反应。

选取在急诊科进行清创缝合术治疗的患者 320 例，使用表皮生长因子联合软膏基质对清创术后患者创面愈合情况进行观察。根据其自愿情况，将其分为治疗组(清创缝合术治疗+表皮生长因子联合软膏基质，$n=180$)和对照组(单纯清创缝合术治疗，$n=140$)，对比两组患者的创面愈合时间和瘢痕情况。结果显示，治疗组患者的创面愈合时间为(14.3±1.1)d，明显短于对照组患者的创面愈合时间(21.1±2.1)d，且差异具有统计学意义($P<0.05$)。此外，从瘢痕情况看，两组中治疗组较好，与对照组比较差异同样具有统计学意义($P<0.05$)。证实用表皮生长因子联合软膏基质对清创术后患者进行治疗，可加速创面修复，减少瘢痕面形成。

激光祛斑祛痣术后的创面修复也可使用重组人表皮生长因子凝胶。130 例激光祛斑祛痣术的患者随机分组，对照组 65 例，仅给予红霉素软膏涂抹于创面，3 次/d；治疗组 65 例，早上、中午均涂抹红霉素软膏，晚间常规清创后涂抹重组人表皮生长因子凝胶。比较两组的创面修复效果、创面愈合时间、创面修复治疗时间及术后并发症严重程度。结果发现，治疗组总有效率可达 92.31%，显著高于对照组的 80.00%，且差异具有统计学意义($P<0.05$)；治疗组创面愈合时间显著短于对照组，差异有统计学意义($P<0.05$)；治疗组红斑、灼烧疼痛感、水肿和渗出的术后并发症评分也均显著低于对照组，且差异具有

统计学意义（$P<0.05$）。本项观察表明，重组人表皮生长因子凝胶能减轻激光祛斑祛痣所带来的术后并发症，有效促进创面愈合，提高组织创面愈合的质量。

浅表性皮肤瘢痕进行微晶磨削术时，可以使用重组人表皮生长因子外用溶液对微晶磨削术后创面进行修复性治疗。通过对105例浅表性皮肤瘢痕患者微晶颗粒高速急骤地喷打，造成瘢痕表皮的浅表再损伤，术后局部用重组人表皮生长因子外用溶液和抗生素软膏等。结果显示，接受2～6次治疗后，患者原瘢痕组织表面均平滑，外观改善，有效率达94.29%。说明微晶磨削术联合重组人表皮生长因子外用溶液可以加速修复皮肤浅表性瘢痕。

陈明娟等人观察重组人表皮生长因子用于强脉冲光（intense pulsed light，IPL）治疗面部雀斑的患者，并对有效性和安全性进行评价。入组的60例患者随机分为试验组（30例）：强脉冲光治疗后立即使用含有表皮生长因子的敷料，1次/d，每次持续20 min，连续治疗7 d；对照组（30例），强脉冲光治疗后常规护理。在治疗后即刻和治疗后1 d、3 d、7 d，对患者进行视觉模拟量表（visual analogue scale，VAS）评分。结果显示，表皮生长因子敷料可减轻强脉冲光治疗面部雀斑时的术后疼痛，提高治疗效果，降低激光治疗后不良反应发生率。

放射治疗是当前医疗手段中较常用的一类方法。放射线在杀灭肿瘤细胞的同时可损伤正常组织细胞，导致放射性皮炎，重者皮肤溃烂渗出，严重影响患者生活质量，甚至需要中止放射治疗。应用重组人表皮生长因子治疗鼻咽癌放射治疗导致的头颈部急性放射性溃疡（湿性放射性皮肤损伤）28例，收到良好效果。创面常规清创，生理盐水冲洗后，用消毒棉签将4 ℃冷藏保存的表皮生长因子凝胶涂于创面及周围正常皮肤1 cm，每100 $cm^2$约10 g药物，1次/d，无须包扎或者保持干燥，注意保护创面不受污染和摩擦。根据创面感染程度酌情使用抗生素。结果显示，3～7 d内创面愈合17例，7～10 d内愈合7例，10～15 d内皮肤愈合4例。平均愈合时间为（5.2±2.4）d。表皮生长因子是由自身细胞产生并通过和基底层细胞的表皮生长因子受体(EGFR)结合发挥生物效应,可促进鳞状上皮、血管内皮等多种细胞生长,调节蛋白合成,促进新生肉芽组织的形成和再上皮化,从而加速创面愈合。实验研究发现,放射性皮肤损伤的大鼠 EGF 及受体表达明显减低。重组人表皮生长因子(rh-EGF)是运用基因工程技术生产的外源性创面组织 EGF,可补充内源性的不足,促进创面上皮组织的修复。

2011 年和 2015 年,国内分别发表两篇有关表皮生长因子治疗面部深二度烧伤创面的研究及临床应用的 Meta 分析文章。为系统评价临床上使用 EGF 治疗面部深二度烧伤创面的疗效情况,采用计算机检索相关数据库,包括中国生物医学文献数据库、万方数据库、维普、中国知网,检索时间均从建库到文章总结年限。以“表皮生长因子”或“EGF”和“面部深二度烧伤”为检索词,收集所有关于使用 EGF 治疗面部深二度烧伤创面的随机对照试验(randomized controlled trial,RCT)。筛选所需的研究,进行方法学质量评估并进行资料提取后,采用 RevMan 软件进行 Meta 分析。两文章得到的结论大同小异,其中包括的病例有所差别。总体 Meta 分析结果显示,应用 EGF 的治疗组创面愈合率明显高于对照组,有较高异质性,统计学具有显著性差异。同时,治疗组的瘢痕增生指数与对照组比较明显降低,同样具有统计学意义。治疗组疼痛程度也显著轻于对照组。研究提示:①应用 EGF 治疗深二度创面,可有效促进烧伤创面的修复,减轻疼痛,抑制创面瘢痕的增生,具有明显的临床应用价值。由于诊断纳入标准、致伤原因、患者年龄和致伤时间等因素也会对病情的诊断产生不同程度的影响。这些差异势必导致研究资料在可重复性与一致性上存在一定程度缺陷,进而影响研究的论证强度。因此,今后制定相对客观、具有不同层次针对性的科学合理的烧伤诊断标准,对于指南形成将有一定的推动作用。②对于纳入文献的质量,虽然纳入的试验都为随机对照试验,但高质量的不多,大多数文献所采用的随机方法及随机分配方案,并没有详尽描述,失访或退出情况极少提及,盲法的实施方案不太明确或未采用,这些问题都可能对研究的论证强度产生影响。③对照干预措施的设置研究，所有纳入研究中，安慰剂对照组十分不均一，对指南安全性、有效性的推荐产生很大影响。④纳入试验难以排除发表偏倚和选择性偏倚影响。因此，在今后的烧伤创面修复相关研究应中，应纳入大样本、多中心、高质量的随机对照试验，并尽可能地建立长期随访机制，进而获得高质量、具有说服力的临床证据。

（2）慢性创面　有研究观察重组人表皮生长因子作用于糖尿病性溃疡创面的疗效。将 50 例 2 型糖尿病足溃疡的患者分为两组，每组 25 例，A 组患者局部应用重组人表皮生长因子，B 组患者创面外涂生理盐水。结果观察创面 8 周后，A 组中只有 2 例患者有浆液脓性渗出，1 例有浆液性分泌物；而在 B 组中，有 9 例浆液脓性分泌物，5 例浆液性渗出，1 例为无渗出溃疡创面。A 组中 2 例肉芽组织覆盖的面积有增加，B 组 9 例有增加。治疗结束时，A 组中 1 例、B 组 2 例创面周缘红肿，提示有蜂窝织炎（cellulitis）。本观察提示，使用重组人表皮生长因子可显著缩短糖尿病足溃疡创面愈合时间，提高创面的愈合率。有研究者选取 100 例糖尿病足坏疽患者，将这 100 例患者随机分为试验组（$n=50$）和对照组（$n=50$），试验组给予表皮生长因子治疗，对照组给予山莨菪碱治疗，对比两组糖尿病足坏疽患者治疗的效果。结果试验组糖尿病足坏疽患者皮肤的生长时间、创面愈合效果与对照组比较，差异具有统计学意义（$P<0.05$）。结论：表皮生长因子可促进皮肤的生长，在糖尿病足坏疽中的治疗效果较好，可有效提高患者创面愈合的效果，值得推广应用。

国外学者 Fernández-Montequín 等对患者进行每周 3 次、持续 8 周的糖尿病皮肤缺损治疗，直接在皮损内注射重组人表皮生长因子治疗糖尿病足溃疡。结果，局部注射重组人表皮生长因子的患者治疗效果非常明显，且无药物依赖性等不良反应。

另一位学者的试验结果显示，治疗第 2、4、6、8 周，溃疡的愈合率分别为 43.3%、59.9%、68.7%、84.8%，具有高度耐受性且无药物过敏。

国内有学者观察重组人表皮生长因子凝胶对慢性难愈性溃疡

创面的疗效，选取各种慢性难愈性溃疡患者40例。主要包括：糖尿病性溃疡、下肢动脉闭塞症导致的缺血性溃疡、下肢静脉曲张性溃疡、压疮、创伤后长期不愈的创面等慢性创面，未愈合时间≥3个月。

按随机化方法将患者分为生长因子治疗组(A组,20例)和常规治疗组(B组,20例)。A组创面使用rh-EGF凝胶换药,1次/d。B组创面外用1%磺胺嘧啶银霜换药,1次/d。比较两组用药后1 d、3 d、5 d、7 d、12 d、15 d、21 d溃疡创面肉芽组织和上皮的生长情况。结果,A组治疗后5 d肉芽组织成熟程度(15.39%±1.24%)、治疗后7 d上皮生长程度(2.13%±0.18%)，与B组肉芽组织成熟程度(13.29%±0.76%)、上皮生长程度(1.98%±0.22%)比较，差异有统计学意义($P<0.05$)。

以上研究成果表明，与常规治疗相比，重组人表皮生长因子凝胶可促进慢性难愈性创面肉芽组织生长，进而加速创面上皮化，促进创面愈合。凝胶制剂承载于赋形剂中，能在创面局部保持较高的浓度，不易流失，通过缓释作用使rh-EGF与创面长时间接触，保持创面局部有效的药物浓度，提高了rh-EGF的生物利用度，使之在创面修复的各个阶段发挥作用。同时凝胶剂型的rh-EGF可以在创面局部形成一个湿润、适宜组织修复的环境，促进坏死组织脱落间生态组织和肉芽组织生长，为创面的上皮化做好准备。需要强调的是，外用rh-EGF凝胶发挥其修复创面的作用必须以外科清创提供洁净的创面为前提，必须维持患者全身一般情况的稳定，在此基础上局部创面使用rh-EGF凝胶才能达到理想的治疗效果。

有人探讨重组人表皮生长因子治疗烧伤残余创面的治疗效果。将52例严重烧伤后残余创面患者分成对照组和治疗组，对照组采用常规疗法，治疗组采用常规疗法加重组人表皮生长因子凝胶治疗。结果治疗组治疗后创面愈合时间平均缩短16 d，两组比较差异有统计学意义($P<0.05$)。证实重组人表皮生长因子可促进烧伤残余创面的愈合，且疗效明显。

(3)其他　自我国国家食品药品监督管理总局批准重组人表

皮生长因子凝胶上市，除了用于烧伤创面的治疗，临床上也尝试在其他一些疾患上应用。如宫颈柱状上皮异位、激光术后等，如将重组人表皮生长因子凝胶用于宫颈柱状上皮异位的临床疗效。采用随机对照试验，将70例宫颈柱状上皮异位患者随机分为两组。治疗组(37例)用rh-EGF凝胶治疗，宫颈局部用药，1次/d，每次3～5 g。对照组(33例)用醋酸氯己定栓治疗，1次/d，每次1粒。两组均以用药10～14次为1个疗程。以创面愈合及症状改善程度为观察指标进行动态观察。结果显示，治疗组阴道洁净度较对照组明显改善，但对宫颈柱状上皮异位创面的促愈合作用差异无统计学意义($P>0.05$)。说明重组人表皮生长因子凝胶对宫颈柱状上皮异位有一定治疗作用，应用较为安全。

重组人表皮生长因子(rh-EGF)对创面植皮存活有极大好处，创面愈合时间短，rh-EGF对感染创面植皮安全、有效。在创面分泌物减少后，行皮片移植手术，去除创面坏死物及肉芽组织，暴露创面纤维板层，用生理盐水反复清洗，取刃厚皮片，制成网状皮片，将网状皮片用0号丝线间断固定于创面，外用生理盐水纱布湿敷包扎。术后次日外涂重组人表皮生长因子凝胶。结果提示，创面植皮时应用rh-EGF有一定的效果，可作为植皮创面的一种尝试性手段。

有学者采用自体表皮移植术联合重组人表皮生长因子凝胶治疗白癜风。将选取的52例白癜风患者随机分为观察组(自体表皮移植术+表皮生长因子凝胶，$n=27$例)和对照组(自体表皮移植术，$n=25$例)。两组疗效结果显示，观察组总有效率77.78%，高于对照组的60.00%，且差异具有统计学意义($P<0.05$)。表明自体表皮移植术联合表皮生长因子凝胶治疗白癜风可提高临床治疗效果，且并未增加不良反应，安全有效，值得临床推广应用。

对点阵铒激光治疗面部痤疮凹陷性瘢痕术后表皮生长因子的修复作用及安全性研究，96例轻至重度痤疮后凹陷性瘢痕的患者，随机分为治疗组和对照组，每组患者48例。治疗组采用点阵铒激光联合重组人表皮生长因子治疗。对照组采用点阵铒激光联合金霉素软膏治疗。外用药均匀涂抹于皮损处，2次/d，连续使用15 d。

治疗后随访6个月，结果治疗组和对照组的总有效率分别为91.7%和75.0%。治疗组经济负担、痂皮脱落时间、激光术后自身舒适度评价均优于对照组($P<0.05$)。治疗组炎症后色素沉着率和误工期均低于对照组($P<0.05$)。两组患者均无新的瘢痕产生。证实点阵铒激光术后联合应用重组人表皮生长因子可加快创面愈合，增强疗效，同时减少术后不良反应发生率，提高患者满意度。

**【不良反应】**

对天然和重组人表皮生长因子、甘油、甘露醇有过敏史者禁用。外用重组人表皮生长因子溶液的不良反应尚不十分明确，在使用后，一旦出现不良反应，建议及时停药并到医院就诊。国内中山大学曾对重组人表皮生长因子安全性进行了全面系统的毒理、特殊毒理研究，充分证明了它的安全性。目前为止，尚无证据表明，应用重组人表皮生长因子后引起瘢痕、增生和癌变。早期所做的有关致癌实验表明，重组人表皮生长因子虽可刺激癌变细胞的增殖，但暂没有发现引起正常组织的癌变。

王世岭等考察重组人表皮生长因子(rh-EGF)对健康人体及烧伤患者的药物不良反应。选健康志愿者32例，重组人表皮生长因子剂量由小到大依次为140 U、280 U、700 U、1 400 U，进行随机分组实验，同部位同剂量连续3次给药，观察1周时间；志愿受试烧伤患者33例，在常规治疗的基础上按上述分组及给药剂量，连续用药15 d。结果显示，重组人表皮生长因子对正常人皮肤及烧伤患者创面无明显的刺激性，无致敏作用，抗原试验均为阴性。仅有1例健康受试者自觉局部有痒感，另有1例烧伤患者创面用药时出现一过性的轻微疼痛。其他体征及各项生化指标均无明显改变，在受试患者创面愈合后期，未见组织过度增生现象。本项研究显示，重组人表皮生长因子外用安全剂量范围较大，不良反应轻微，人体对其具有较好的耐受性。

表皮生长因子(EGF)　　皮肤组织修复视频

### 2.2.3　血小板源生长因子与创面愈合

血小板源生长因子(platelet-derived growth factor,PDGF)是一种刺激结缔组织等组织细胞增长的肽类调节因子,因其来源于血小板而得名。血小板源生长因子是储存于血小板 α 颗粒中的一种碱性蛋白质,是低分子量促细胞分裂素,能刺激停滞于 $G_0/G_1$ 期的成纤维细胞、神经胶质细胞、平滑肌细胞等多种细胞进入分裂、增殖周期。

血小板源生长因子正常生理状态下存在于血小板的 α 颗粒内,当血液凝固时由崩解的血小板释放出来并且被激活,具有刺激特定细胞趋化与促进特定细胞生长的生物活性。此外,当组织受到损伤时,巨噬细胞、血管平滑肌细胞、成纤维细胞、内皮细胞、胚胎干细胞等也可以合成并释放血小板源生长因子。肝受损时,巨噬细胞、血小板、浸润的炎症细胞、受损的内皮细胞及激活的肝星形细胞均可以分泌血小板源生长因子,以自分泌、旁分泌的方式发挥作用。结合的血小板源生长因子是分子量为 30 000,依靠二硫键相连的二聚体。血小板源生长因子家族包括血小板源生长因子和血管内皮细胞因子。

血小板源生长因子-A 链和血小板源生长因子-B 链的氨基酸序列被报道后,有关血小板源生长因子的研究工作迅速开展。20 世纪 80 年代初,美国率先对血小板源生长因子展开研究,至 80 年代末 90 年代初,取得了实质性进展,并申请了大量专利,掌握了血小板源生长因子的核心技术。其中 Chiron 公司研究获得突破，通过重组 DNA 技术，制备了血小板源生长因子-AA，并申请了专利。此外，其他许多公司对该项目也投入了大量研究，其中有关于血小板源生长因子-BB、血小板源生长因子-AB 的制备技术和血小板源生长因子药物的作用等研究工作。据统计，美国有关血小板源生长因子的专利有 46 个，主要针对其载体及表达菌株的构建、相关疾病的治疗研究等方面，其中 12 个专利具有很大的研究和借鉴价值。1997 年 12 月 16 日，美国 FDA 批准 Ortho-McNeil Pharmaceuticals 和 Johnson & Johnson 公司用于治疗糖尿病神经病理性下肢溃疡的贝卡普勒明凝胶（becaplermin；商品名 regranex）生产。我国目前正在从事血小板源生长因子的研发与生产工作，在 I 期临床中，考察了单剂量和多剂量外用重组人血小板源生长因子-BB 凝胶剂在中国健康受试者中的耐受性特征，制剂规格为 5 g，每克含重组人血小板源生长因子-BB 0.1 mg 或 10 000 U，中国健康受试者单剂量外用 0.25 ~ 4 g 和多剂量外用 0.5 ~ 2 g 的重组人血小板源生长因子-BB 凝胶剂是安全的，能够很好耐受，为该药临床应用的安全、合理使用提供依据。Ⅱ期临床采用随机、双盲、多中心、安慰剂平行对照评价重组人血小板源生长因子-BB 不同剂量治疗慢性糖尿病足溃疡 Ⅱ 期的临床效果。其安全性良好，不良反应轻微，治疗 20 周内高剂量组（100 μg/g）目标溃疡完全愈合率优于低剂量组（30 μg/g）和对照组，推荐采用高剂量组（100 μg/g）进行Ⅲ期临床试验，进一步确认重组人血小板源生长因子-BB 治疗慢性糖尿病皮肤溃疡的有效性和安全性。目前，Ⅲ期临床试验仍正在进行中。

**【作用机制】**

血小板源生长因子的主要生物学特性：①趋化作用，刺激成纤维细胞、平滑肌细胞、中性粒细胞、单核细胞的趋化迁移，对机体的损伤修复极为重要；②促分裂性，促进多种细胞的 DNA 合成和细胞分裂、增殖；③增加细胞外基质（extracellular matrix，ECM）的合成积聚，促进多种细胞外基质成分如胶原纤维（collagen fiber，CF）、整合素（integrin）、纤维连接蛋白（fibronectin，FN）、层粘连蛋白（laminin，

LN）、黏多糖（mucopolysaccharide，MP）等的合成，抑制细胞外基质的降解，参与组织器官纤维化的发生、发展过程；④血管活性效应，能诱导不同类型血管的收缩（图2.10）。

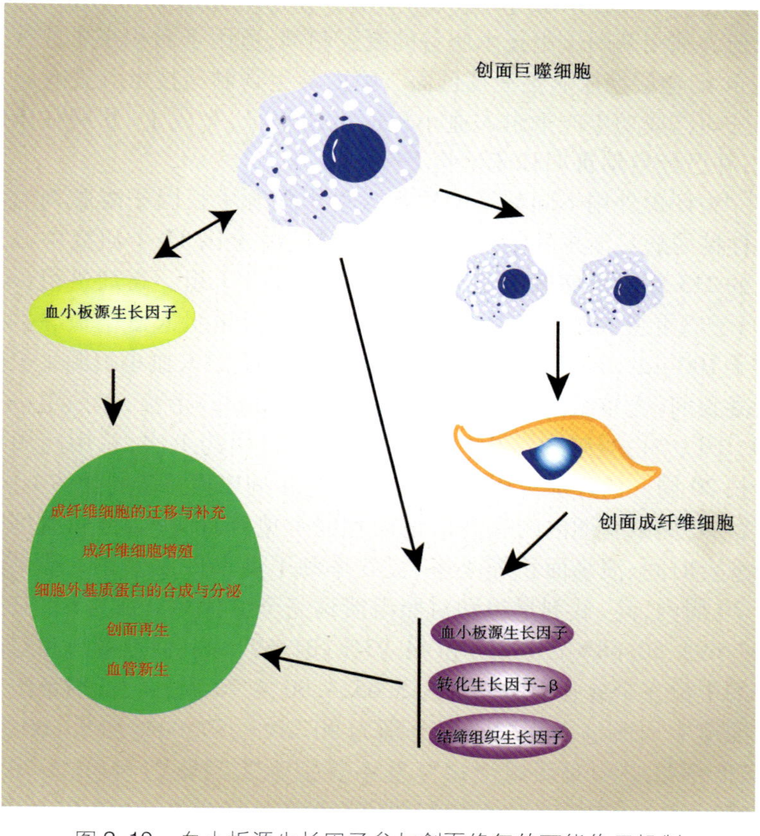


图2.10 血小板源生长因子参与创面修复的可能作用机制

【适用范围】

Chiron和Johnson & Johnson研制的重组人血小板源生长因子-BB（recombinant human platelet-derived growth factor-BB，rh-PDGF-BB）针对压迫性溃疡和静脉性溃疡已经进入Ⅲ期临床试验。有

4 项随机对照试验（randomized controlled trials，RCT）及一项 Meta 分析的结果充分肯定重组人血小板源生长因子-BB（becaplermin）对糖尿病足溃疡的疗效。目前，作为促进糖尿病足溃疡愈合的新型药物，美国 FDA 已批准 becaplermin 用于糖尿病足溃疡神经性病变。该药为利用基因重组技术制备的凝胶制剂，适用于面积小于或等于 5 $cm^2$ 的全层糖尿病足溃疡创面。国内某生物制药技术开发有限责任公司已成功生产重组人血小板源生长因子，完成Ⅰ、Ⅱ期临床研究，并已经启动Ⅲ期临床试验。

为评价外用不同剂量的重组人血小板源生长因子凝胶剂治疗慢性糖尿病足溃疡的临床疗效和安全性，将全国 11 个研究中心入组的 213 例慢性糖尿病足溃疡患者随机分为 3 组。高剂量组（$n=70$）予以重组人血小板源生长因子凝胶剂（含重组人血小板源生长因子 100 μg/g）治疗，低剂量组（$n=73$）予以重组人血小板源生长因子凝胶剂（含重组人血小板源生长因子 30 μg/g）治疗，对照组（$n=70$）予以空白凝胶剂治疗。3 组患者均每日用药 1 次，总用药周期最长 20 周。治疗前 4 周，每周随访 1 次，4 周以后每 2 周随访 1 次。观察 20 周试验期内的患者溃疡面积完全愈合百分率、目标溃疡完全愈合时间、溃疡面积缩小率、复发率和不良事件发生率。结果治疗 20 周内，高、低剂量组和对照组溃疡完全愈合率分别为 63.77%（44/69）、50.68%（37/73）和 44.93%（31/69），高、低剂量组和对照组的中位完全愈合时间分别为 5.65、4.90、4.70 周，高、低剂量组和对照组 4 周溃疡面积缩小率分别为 90.20%、89.00% 和 95.00%。高、低剂量组和对照组溃疡复发率分别为 2.27%（1/44）、2.70%（1/37）和 0（0/31）。以上指标差异均无统计学意义（$P>0.05$）。本试验期间，高、低剂量组和对照组不良事件发生率分别为 5.80%、2.74%、2.86%。高剂量组有 1 例与研究药物相关的不良事件，主要表现为用药部位轻度疼痛。高、低剂量组均未发生严重不良事件，对照组严重不良事件发生率为 1.43%。说明100 μg/g 重组人血小板源生长因子凝胶剂治疗慢性糖尿病足溃疡是安全有效的。

重组人血小板源生长因子-BB 经过十多年时间的市场应用，其安全性和有效性在临床上得到了充分证明，重组人血小板源生长因子-BB尤其对病理性深度溃疡的创面增殖修复、促进皮肤血管的再生有明显疗效。

**【不良反应】**

Bhansali等通过对20例糖尿病神经性足底溃疡患者的试验证明，使用贝卡普勒明组溃疡愈合率达41.8%。Hardikar等通过试验证明贝卡普勒明治疗组的糖尿病足溃疡愈合率达58%，明显高于安慰剂组的26%，治疗组的溃疡愈合时间也明显短于安慰剂组。通过对651例患者的跟踪发现，使用贝卡普勒明新发癌症率达3%，高于对照组的1%，但试验并没有发现贝卡普勒明的使用与特定种类癌症的发生具有显著相关性。国外的试验中，比较严重的不良事件为感染、蜂窝织炎、骨髓炎，但在本研究中未观察到类似不良事件，未来需要对其进行长期的安全性评价。

美国FDA警告：使用超过3支的贝卡普勒明软膏可能导致癌症患者病死率增高，是未使用者的5倍，仅当药物作用利大于弊时才提倡使用。

血小板源生长因子(PDGF)

## 2.2.4 神经生长因子与创面愈合

神经生长因子(nerve growth factor，NGF)是神经营养因子中最早被发现，目前研究最为透彻的，具有神经细胞营养和促突起生长双重生物学功能的一种神经细胞生长调节因子，它对中枢及周围神经细胞的发育、分化、生长、再生和功能特性的表达均具有重要的调控作用。神经生长因子包含α、β、γ三个亚单位，活性区是β亚单位，是由两个118个氨基酸组成的单链通过非共价键结合而成的二聚体，与人体神经生长因子的结构具有高度的同源性，生物效应也无明显的种间特异性。1986年Levi-Montalcini通过实验证明，神经生长因子可促使脑神经再生。神经生长因子在人体内主要分布于脑、神经节、虹膜、心脏、脾、胎盘等组织及成纤维细胞、平滑肌细胞、骨骼肌细胞、胶质细胞、施万细胞（神经膜细胞）等。

美国R&D等多家公司已有规模化生产的重组人神经生长因子（recombinant human nerve growth factor，rh-NGF）及重组人神经生长因子－酶联免疫吸附测定（enzyme-linked immunosorbent assay，ELISA）检测试剂盒，国内也有不少生物技术及医药公司生产重组人神经生长因子检测试剂盒，但均标明仅供科研之用。目前全球许多科学家对重组人神经生长因子进行过动物药效学和人体临床试验，如Stuart等1997—1999年对糖尿病性多神经病患者的疗效和安全性进行了随机对照试验，实验模型和Ⅱ期临床试验的结果均显示了重组人神经生长因子治疗外周神经病变的疗效，虽因Ⅲ期临床试验未能证明重组人神经生长因子治疗糖尿病性多神经病具有显著有益的效果，后期主要是加剧视网膜退化而终止了临床试验，但在治疗糖尿病周围神经病变的临床试验中，重组人神经生长因子仍是目前唯一被应用的神经营养因子。Ferrari等应用重组人神经生长因子的滴眼液梯度剂量法进行了安全性和药代动力学双盲随机临床试验，结果表明该滴眼液的耐受性较好，无不良反应，为重组人神经生长因子在眼科的应用奠定了基础。

2002年首个小鼠颌下腺提取的神经生长因子获得新药证书。2003年获得试生产批文。2006年，获得我国国家食品药品监督管理总局颁发的生产批文。同年，我国国家食品药品监督管理总局也批准了武汉、北京等地注射用鼠神经生长因子生产。目前注射用鼠神经生长因子主要应用的临床适应证有中毒性周围神经损伤、外伤性周围神经损伤、糖尿病性周围神经损伤、面神经炎、中小面积烧伤和瘢痕整形术中周围神经损伤、自身免疫性周围神经损伤、帕金森病等。对糖尿病足的愈合影响目前正进行临床试验验证。

【作用机制】

神经生长因子与受体结合，通过受体介导的内吞机制产生内化，形成由轴膜包绕、含有神经生长因子并保持其生物活性的小泡，经轴突沿微管逆行转运至胞体，经酪氨酸蛋白激酶、脂酰肌醇钙、内源性环腺苷酸等第二信使体系的转导，启动一系列级联反应，对靶细胞的某些结构或功能蛋白基因表达进行调控而发挥其生物效应（图2.11）。

神经生长因子的主要作用：①在机体发育过程中促使神经系统生长发育；②在机体成熟后对正常神经细胞有营养保护作用；③神经损伤（如脑血管意外和脑外伤）后可促使神经细胞再生和功能恢复；④提高学习和记忆功能。

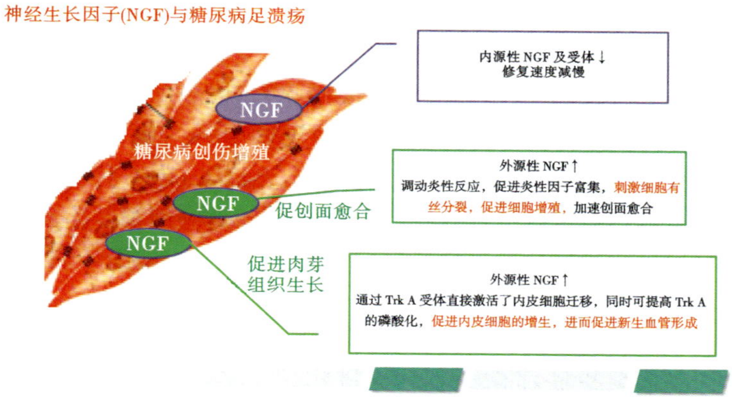


图2.11　内源性与外源性神经生长因子参与创面愈合的作用机制

【适用范围】

（1）眼科　急性和迁延性视神经、视网膜、角膜损伤，视神经炎，神经性角膜炎，过敏性结膜炎，视网膜脱离，弱视，视神经萎缩，糖尿病性视网膜病变，手术或变性损伤，青光眼，角膜溃疡等。

（2）神经外科　脑、脊髓损伤，脊髓移植。

（3）骨科　四肢神经损伤、坐骨神经损伤、坐骨神经痛、多发性神经炎、椎间盘痛、神经断裂及退行性病变。

（4）神经内科　急性脑血管（脑梗死、脑出血）性中枢神经损伤、脑萎缩、帕金森病、痴呆、癫痫、神经衰弱、神经性头痛、重症肌无力、多发性硬化、亨廷顿舞蹈症等疾病。

（5）儿科　新生儿缺血缺氧性脑病、小儿脑瘫、脑炎后遗症。

（6）内分泌科　糖尿病末梢神经炎。

为证实神经生长因子促进创面组织释放内源性各类生长因子及生长因子受体，起正性调节作用，促进修复细胞增殖，加速创面愈合，使创面愈合由被动到主动调控机制，局部应用神经生长因子对大鼠烫伤创面转化生长因子-$\beta_1$和碱性成纤维细胞因子表达的影响，24只成年SD大鼠在背部制成深二度烫伤创面，随机分为4组，烧伤创面清创后，分别予以两层浸湿有1、2.5、5 mg/L神经生长因子溶液和等渗盐水纱布覆盖。治疗后第3、5、9、14天观察创面愈合时间和创面残留率，切取创面组织进行组织学观察，检测创面转化生长因子-$\beta_1$和碱性成纤维细胞因子的表达及细胞DNA周期的变化。结果各治疗组创面愈合时间较对照组提前，尤以5 mg/L神经生长因子治疗组最为显著（$P<0.01$）。结果显示，局部应用神经生长因子可通过促进创面转化生长因子-$\beta_1$及碱性成纤维细胞因子表达，刺激细胞有丝分裂，促使细胞增殖，加速大鼠烫伤创面愈合。

有学者研究鼠神经生长因子（mouse nerve growth factor，mNGF）对糖尿病大鼠皮肤损伤愈合的促进作用。将雄性SD大鼠，连续2 d，每天1次腹腔注射70 mg/kg链脲佐菌素（streptozotocin，STZ；又称链佐星）建立糖尿病模型，以血糖≥11.1 mmol/L为糖尿病合格模型。将糖尿病大鼠随机分成两组，建立皮肤缺损模型和皮肤烫伤模型。鼠神经生长因子（3、6、12 μg/kg）肌内注射，每天1次，连续21 d。于治疗第0、3、7、10、14天和第21天拍创面照片，测量创面面积。结果显示，与模型组比较，鼠神经生长因子各剂量对大鼠皮肤切割性损伤创面面积的促愈合速率差异无统计学意义（$P>0.05$）。苏木精-伊红（hematoxylin-eosin staining，HE）染色结果显示，鼠神经生长因子能显著性促进创面纤维细胞和毛细血管的形成。鼠神经生长因子各剂量对大鼠皮肤烫伤创面的促愈合速率显著高于模型组，且各剂量之间有显著的量效关系；鼠神经生长因子能显著促进受损皮肤纤维细胞和毛细血管的增生。HE 染色结果显示，鼠神经生长因子能明显促进糖尿病大鼠皮肤损伤的愈合。

国内有学者将 65 例糖尿病周围神经病变患者随机分为 A、B 两组，A 组为鼠源性神经生长因子治疗组，B 组为甲钴胺治疗组。观察两组治疗前后的临床疗效、神经运动传导速度、神经感觉传导速度的改善情况及不良反应发生情况。结果 A 组总有效率为 81.82%，高于 B 组的 59.38%，差异具有统计学意义（$P<0.01$）。两组治疗后，神经运动传导速度、神经感觉传导速度较治疗前均改善，差异有统计学意义（$P<0.05$）。治疗后 A 组改善情况优于 B 组，差异有统计学意义（$P<0.01$）。证实鼠神经生长因子治疗糖尿病周围神经病变疗效确切，是治疗糖尿病周围神经病变的一种较好方法。

随后有人对 30 例糖尿病足患者（其中男性 19 人，女性 11 人，年龄 40～60 岁，糖尿病病程 5～10 年，平均 8 年）足部损伤依照 Wangner 分级法分级。患者足部皮肤均见直径 4～5 cm 破溃，表面有分泌物及臭味。30 例患者随机分为治疗组和对照组（$n=15$），两组年龄、性别、病程、病情均无统计学意义（$P>0.05$）。两组均给予相同的综合治疗，包括首先纠正高血糖状态，使血糖、血脂维持基本正常，对下肢病变血管的处理包括避免负重、控制感染、处理进行性溃疡、应用扩血管药物以缓解血管痉挛，促进侧支循环形成，改善患者血供等。治疗组加用获得我国国家食品药品监督管理总局批准的鼠神经生长因子注射治疗。对照组给予维生素 $B_{12}$ 注射治疗，两组观察 14 d 后进行治疗评定。治疗期间，对照组患者创面无缩小，足部损伤处继续进展为糖尿病足Ⅳ级 1 例，有效 7 例，显效 5 例，无效 2 例。治疗组显效 10 例，有效 5 例，无效 0 例。观察显示，神经生长因子可以减少神经变性，阻止疾病进展。由于其刺激轴突生长及促进神经再生，诱导神经递质合成，对维持神经细胞的正常功能十分有效，同时能够刺激血管内皮细胞生长，加速血管新生，从而使糖尿病足患者得到更有效的治疗，减少致残率和病死率。观察再次证实，神经生长因子对糖尿病足有治疗作用，在疗效、疗程及安全性方面均满意。

有学者特别探讨了早期应用鼠神经生长因子对老年电烧伤患者创面愈合的影响。他们将78例老年电烧伤患者按随机数字表法分为对照组和观察组，每组各有39例。对照组患者给予电烧伤一般治疗措施。观察组患者在对照组治疗基础上，于24 h内给予注射用鼠神经生长因子30 μg溶于2 ml生理盐水中肌内注射，1次/d。两组疗程均为2周。比较两组患者的临床疗效，治疗前及治疗后3、5、7 d的视觉模拟量表(visual analogue scale/score，VAS)评分，治疗后3、5、7 d的皮瓣成活率与创面愈合率，创面瘢痕恢复情况，创面血液灌流值和创面完全愈合时间，以及不良反应发生情况。结果：观察组患者的总有效率(94.9%)显著高于对照组(66.7%)，差异有统计学意义($P<0.05$)；治疗后3、5、7 d，观察组患者的VAS评分显著低于对照组同时段，皮瓣成活率与创面愈合率显著高于对照组同时段，差异均有统计学意义($P<0.05$)；治疗后，观察组患者的温哥华瘢痕量表(Vancouver scar scale，VSS)评分显著低于对照组，创面血液灌流值显著高于对照组，完全愈合时间显著短于对照组，差异均有统计学意义($P<0.05$)。两组患者均未见明显不良反应发生。

研究表明，老年电烧伤患者早期使用鼠神经生长因子，能够有效降低VAS和VSS评分，提高皮瓣成活率与创面愈合率，增加创面血液灌流，缩短创面闭合时间，临床疗效与安全性较好。

目前产品的显著缺点：由于需要使用大量小鼠分离颌下腺组织，有悖于动物福利原则；产品质量难以保证；神经生长因子含量低且难以避免异源蛋白质的污染，组织材料预处理及纯化工艺都较为复杂。特别是鼠神经生长因子氨基酸组成、空间结构与人神经生长因子相比仍然存在明显差异，长期使用可能具有潜在的危险性。目前,美国和欧洲等发达国家和地区已不允许用动物组织提取的成分直接作为人用生物制品治疗性药品,这使人们最终会转向使用基因工程手段生产神经生长因子。虽然原核和真核系统表达的重组人神经生长因子亚基方法都存在产量低、成本高、制备工艺不易产业化等问题,但用基因工程的方法生产重组人神经生长因子仍是当前最好的方案。未来亟须研制重组人神经生长因子进行升级换代,替代现有产品。国内有公司利用中国仓鼠卵巢细胞(Chinese hamster ovary cell,CHO)表达系统,高效表达并纯化获得了具有良好生物活性的重组人神经生长因子制品,初步完成了其体外药效学评价。

**【不良反应】**

(1)临床前研究　应用产生治疗效果的剂量给药时,对小鼠和犬均无不良反应。两种动物体重增长、食量、行为、血常规、血液生化检查、脏器组织病理学检查、心电图及尿化验检查均未出现异常,说明本药长期使用安全。豚鼠肌内注射神经生长因子未引起过敏反应,兔肌肉刺激实验、小鼠腹腔刺激实验和兔眼刺激实验未见任何异常反应。

(2)Ⅰ/Ⅱ/Ⅲ/Ⅳ期临床试验　试验过程中未发生任何严重不良事件。注射部位疼痛是主要的不良反应。重度患者 112 d 连续用药,除局部注射部位疼痛外,未发现其他严重不良反应。受试者 8 周治疗完毕采血检测抗体,结果为阴性。用药后常见注射部位痛或注射侧下肢疼痛,一般无须处理。

(3)其他　其他研究表明:①无严重不良反应。临床试验中未发现有肝、肾、心脏等功能损害。②用药后常见注射部位痛或注射侧下肢疼痛,一般无须处理(发生率分别为 85% 和 29%)。个别症状较重者,口服镇痛剂即可缓解。③偶见其他症状(如头晕、失眠),发生率与安慰剂组比较无显著差别。

目前尚无局部用药的经验,既往全身用药的经验专家共识指出,建议早期、足疗程使用。有两点值得注意:①儿童用药,一项在北京儿童医院进行的“注射用鼠神经生长因子(恩经复)儿童用药安全性观察”临床试验结果表明,恩经复 18 μg(≥9 000 U)/支肌内注射,疗程 28 d,除注射部位局部疼痛外,未发现其他不良反应,初步认为儿童临床应用安全。②孕妇及哺乳期妇女用药,建议孕妇及哺乳期妇女慎用。

神经生长因子

### 2.2.5 粒细胞巨噬细胞集落刺激因子与创面愈合

粒细胞巨噬细胞集落刺激因子(GM-CSF)是一类能够调节控制粒细胞和巨噬细胞增殖、分化的细胞因子。一般状况下,GM-CSF在人体血液内的浓度非常低,很难检测出。1977 年,Burgess 等首次在鼠肺条件培养液中发现,因其在体外半固体培养基中使得骨髓造血前体细胞受到刺激,从而形成粒细胞巨噬细胞集落、粒细胞集落、巨噬细胞集落,故称之为粒细胞巨噬细胞集落刺激因子。GM-CSF分子量在 15 000 000 ~ 35 000 000,其内含有 4 个外显子和 3 个内含子,144 个氨基酸组成的多化片段形成了其初产物,当一个 17 个氨基酸的片段被从氨基酸末端切除后,可形成一个 127 个氨基酸的蛋白多肽,GM-CSF 由此产生。编码人类 GM-CSF 的基因位于 5 号染色体 5q21-5q23,其编码的产物是一种高度糖基化的酸性蛋白,能够通过与靶细胞上的受体结合发挥生物学效应。1985 年,人类 GM-CSF 基因(human GM-CSF,hGM-CSF)被首次成功克隆表达。此后,重组人粒细胞巨噬细胞集落刺激因子(rh-GM-CSF)逐渐应用于临床。1993 年,张智清等在国内首次克隆了人 GM-CSF cDNA,并在大肠埃希菌中获得表达。GM-CSF 刺激骨髓髓样干细胞形成的粒细胞、巨噬细胞集落的细胞因子，它主要由体内激活的 T 细胞、单核巨噬细胞等产生，是一种有广泛免疫活性的效应因子，在激活免疫反应中起重要作用，参与特异性抗体的产生，促进粒细胞、巨噬细胞增殖、分化及功能成熟，提高宿主的防御能力，而且可以活化巨噬细胞产生抗体依赖细胞介导的细胞毒作用（antibody-dependent cell-mediated cytotoxicity，ADCC）和多形核中性粒细胞（plymorphonuclear neutrophil，PMN）产生补体介导的吞噬作用，以及增强多形核中性粒细胞的各种功能，还能提高补体 3bi（complement 3bi，C3bi）及 Fc 受体（Fc receptor，FcR）的表达。GM-CSF 可以作用于造血干细胞，促进其分化、增殖，而所形成的细胞不限于中性粒细胞和单核吞噬细胞系统。体外实验研究发现，随着 GM-CSF 浓度的增加，首先刺激单核巨噬细胞增殖，随后是中性粒细胞，最后是嗜酸性粒细胞和巨核细胞。此外，GM-CSF 还能刺激多能干细胞（pluripotent stem cell，PSC）和早期红细胞的增殖和分化。

2006 年，Mann 等在过度表达 GM-CSF 抗体的转基因小鼠上实验，表明缺乏 GM-CSF 基因表达的老鼠晚期发生了瘢痕和上皮化排异，新生血管反应显著减少，创面组织愈合不良。这说明，GM-CSF 对巨噬细胞、中性粒细胞、朗格汉斯细胞（Langerhans cell，LC）、成纤维细胞及内皮细胞等大量细胞存在着趋化作用。在创伤早期，GM-CSF 转基因小鼠比对照组具有更多的肉芽组织；GM-CSF 可能与内皮细胞的增殖和迁移活动有关，进而加速新生血管的形成过程。目前，有关 GM-CSF 的研究越来越多。研究发现，GM-CSF 还能够活化巨噬细胞产生抗体依赖细胞介导的细胞毒作用和多形核中性粒细胞（PMN）。另一方面，GM-CSF 能增加 TNF、IL-1、IL-6 基因表达，促进炎症作用。Takashima 研究人类嗜 T 淋巴细胞病毒-1（human T-cell lymphotropic virus type-1，HTLV-1）感染内皮细胞并诱导这些细胞产生细胞因子的能力。通过与 HTLV-1 感染的 T 细胞系联合培养的内皮细胞与非病毒感染的 T 细胞系的内皮细胞相比，可产生大量多种细胞因子（IL-1 和 GM-CSF）。说明由 HTLV-1 感染的内皮细胞过多产生上述细胞因子与 HTLV-1 感染所致的炎症性疾病的发病机制有关。

自 Wong 和 Lee 等人首次克隆出人类的 rh-GM-CSF 基因，rh-GM-CSF 逐渐应用于临床。1992 年，Kaplan 等最早证实 GM-CSF 可促进急性皮肤缺损创面愈合。在体外，他们发现 GM-CSF 可刺激角质形成细胞生长，是诱导朗格汉斯细胞分裂、增殖的主要因子。1993 年，首篇局部注射 rh-GM-CSF 促使慢性创面愈合的报道发表，证实 GM-CSF 作为多效能的细胞因子，启动创面修复治疗的多种模式。rh-GM-CSF 研究发现，在创面修复的初期，野生鼠显著低于有丝分裂指数，创区的新生血管化将发生显著性提升，rh-GM-CSF 对大量参与修复的细胞具有趋化作用。当前，rh-GM-CSF 的关注重点已转移到其促进创面愈合的研究中。国内外专家将其应用于多种创面，并取得了较为理想的疗效。自 2008 年后，我国逐渐将 rh-GM-CSF 开发的凝胶产品应用于临床烧伤方面，在对深二度烧伤早期创面的使用上获得了很好疗效，且有较高的安全性保障。

rh-GM-CSF 主要作用还包括刺激粒细胞及单核巨噬细胞成熟分化。体内外的临床试验结果表明，rh-GM-CSF 可促进创面愈合，调节机体的免疫系统，增加机体的免疫能力及预防感染。凝胶剂具有很好的生物组织相容性，对创面渗出液的控制和吸收效果明显，能够防御细菌的入侵，并对氧分子和水分子有着良好的通透性，对创面刺激小，使创面的愈合速率得到显著提高。rh-GM-CSF 凝胶还具有良好的保持湿润作用，局部创面外用涂擦时能够让创面处于湿润环境下，从而有益于上皮细胞的增生、活化，起到创面修复的作用，有效地促进创面的愈合过程。而且水溶性制剂与其他外用涂抹制剂相比，更方便覆盖及清洗，从而降低了换药时对创面的刺激，有利于创面的恢复。局部用药的不良反应也远小于全身使用，而且容易控制。rh-GM-CSF 凝胶为创面修复问题提供了新的手段。

马兵等研究发现，大面积深度烧伤后，患者体内 $CD3^+$、$CD4^+$、$CD8^+$T 细胞亚群和 NK 细胞在外周血单个核细胞中的比例有所减低。然而使用 GM-CSF 可增强机体的免疫力。有些学者将 GM-CSF

用在脓毒症动物身上，研究结果提示受损 T 细胞功能得到了增强，这也部分提示 GM-CSF 对创伤后脓毒症致死具有潜在的预防价值。由此来看，GM-CSF 在临床上的创面修复方面是可行的，它抗感染，促进血管化及再上皮化的进程，提高了创面愈合能力。

国内学者亦有将 rh-GM-CSF 应用在残余烧伤创面上的，并发现能加快残余创面的愈合速率。

1991 年 2 月，美国安进（Amgen）公司的产品重组人粒细胞集落刺激因子（recombinant human granulocyte colony stimulating factor，rh-G-CSF；Neunpoge）获得美国 FDA 批准，其适应证为自身骨髓移植、化学药物治疗导致的粒细胞减少症、获得性免疫缺陷综合征（acquired immune deficiency syndrome，AIDS；艾滋病）等。

安进公司的 Neupogen 于 1991 年 2 月被美国 FDA 批准上市，Neulasta 为安进公司开发的 Neupogen 的长效剂型，即通过对粒细胞集落刺激因子进行聚乙二醇（polyethylene glycol，PEG）修饰，延长其在体内的代谢时间。

1994 年，日本中外制药株式会社研制成功并上市 rh-G-CSF（来格司亭，lenograstim；商品名：Neutrogin；中文商品名：诺以托或罗津），其后是日本麒麟公司的 rh-G-CSF（中文商品名：惠尔血），紧接着日本麒麟啤酒公司的 rh-G-CSF 进入中国市场，1995 年与中国药厂合作，在中国分装 G-CSF。分泌型 rh-G-CSF 虽有一家国内公司已经投放市场，但因其工艺水平落后，没有形成产业规模。

从国内的市场情况来看，CSF 系列产品前景非常乐观。也被认为是目前国内开发最成功的生物制药产品。国内目前已有近 20 家企业的产品进入市场。该产品的市场容量较大，前景仍看好。现我国有 20 多家企业生产 rh-G-CSF，但规模都不大。国内重复研制、生产现象相当严重，竞争激烈。

rh-G-CSF 是被医药界公认为的目前基因工程药物中具有使用价值的 3 个药品之一。

2008 年之前，GM-CSF 主要为针剂，在临床全身用药使用近 15 年，3 ~ 10 μg/（kg · d）为其剂量，能连用 7 d 以上，且安全性较好。

现今推出的 rh-GM-CSF(国药准字 S20080003),每支 100 μg/10 g,外用剂型。保存条件 2～8 ℃。国际上对 GM-CSF 的关注点也有向促进创面愈合的方向发展的趋势。

用法用量:常规清创后用无菌生理盐水清洗创面,再将适量本品均匀涂于患处。如需包扎,仅需在直接接触创面的消毒纱布内层上均匀地涂布适量本品,即可常规包扎。用量视创面大小而定,推荐剂量为 100 $cm^2$ 创面面积/支,1 次/d,疗程为 7～28 d。目前尚没有面积在 100 $cm^2$ 以上创面的临床应用经验。

国内外局部应用 rh-GM-CSF 多采用创周注射、局部喷洒、局部湿敷等方法,使用的药物剂型为注射剂、溶液或喷剂,目前正式上市的 rh-GM-CSF 凝胶剂型只有一种,由国内生物制药企业率先研制生产成功。rh-GM-CSF 凝胶剂有助于维护创面愈合湿润的微环境,促进上皮及其他细胞的迁移,促进创面愈合,封闭创面,起到隔离保护作用,能吸收创面分泌物,持续释放生物活性成分,并保持其活性。良好剂型的 rh-GM-CSF 应该具有广阔的应用前景。国内学者研究报道 rh-GM-CSF 凝胶在深二度创面的临床应用,只对凝胶基质和含 rh-GM-CSF 凝胶进行了比较,与其他促进创面愈合的湿性外用药物和干燥、收敛类药物(磺胺嘧啶银,silver sulfadiazine,SSD or SD-Ag)比较较少。另有一个小组对 5 例慢性小腿溃疡患者用 rh-GM-CSF 治疗 4 个月,其中 1 例患者是神经营养障碍性的糖尿病性溃疡,另外 4 例属于长期的血管性小腿溃疡。神经性的糖尿病性溃疡在治疗 1 个月后完全愈合,而其他 4 例小腿溃疡经治疗后 3 例中有 1 例溃疡完全缓解,另外 2 例的溃疡直径缩小超过 50%,所有患者未见不良反应和外周血细胞计数异常,且治疗效果在 6 个月内依然稳定。

**【作用机制】**

造血祖细胞受到人粒细胞巨噬细胞集落刺激因子(GM-CSF)的作用,其增殖和分化的能力得到了提升,刺激粒细胞和单核巨噬细胞的成熟为其主要作用,它还具有促进成熟的外周血细胞释放及促进巨噬细胞、嗜酸性粒细胞等多种功能。粒细胞巨噬细胞集落刺激因子(GM-CSF)能启动创伤修复过程,促进创伤修复的级联反应,引发瀑布式效应，加速创面愈合，且在创面愈合的各个阶段均可发挥作用。

(1)凝血期　创面凝血是创伤愈合的开始。研究发现，粒细胞巨噬细胞集落刺激因子可促进参加生理性凝血过程的组织因子产生。

(2)炎症反应期　粒细胞巨噬细胞集落刺激因子对参加创面修复的多种炎症细胞及修复细胞都有趋化作用，可增强对外界病菌的抵抗力，提高局部免疫力以抗感染能力；另一方面，粒细胞巨噬细胞集落刺激因子能促进巨噬细胞合成和分泌肿瘤坏死因子-α、白细胞介素-1、白细胞介素-6、转化生长因子-α、转化生长因子-β、血小板源生长因子、胰岛素样生长因子-Ⅰ、血管内皮生长因子、巨噬细胞炎症蛋白-1α 等有利于创面愈合的生长因子和细胞因子，加快创面愈合速度。

(3)肉芽组织增生/细胞移行增殖　作为创面愈合过程中的最重要的细胞，成纤维细胞在创面肉芽组织形成、促进创面收缩、加速基质及胶原合成、修复创面、瘢痕严重程度等方面发挥着重要作用，它的生长活性受到巨噬细胞合成和分泌的多种细胞因子和生长因子的调节。粒细胞巨噬细胞集落刺激因子能直接刺激成纤维细胞、血管内皮细胞的增殖及角质形成细胞的增殖与迁移，诱导产生新生血管，促进创面肉芽组织形成，加速再上皮化过程。

(4)组织重塑期　主要是成纤维细胞一方面通过合成大量胶原及细胞外基质成分，另一方面释放胶原酶降解过多的胶原，对剩余胶原及细胞外基质进行改建的过程。粒细胞巨噬细胞集落刺激因子在组织重建塑形阶段，有利于创面缺损处胶原纤维的沉积，提高愈合创面局部对外界不良刺激的抵抗力，减少新生皮肤因摩擦等外界原因而导致的继发性破溃。另外，凝胶有助于维护创面愈合所需要的湿润条件。

**【适用范围】**

(1)急性创面　有人观察外用重组人粒细胞巨噬细胞集落刺激因子凝胶对深二度烧伤创面的治疗效果。选择深二度烧伤患者50 例，烧伤面积为 10%~30% 总体表面积(total body surface area,

TBSA)。采用随机数字表法,将患者分为试验组和对照组,每组各25例。对照组创面行常规清创后应用莫匹罗星软膏涂抹并包扎,试验组创面在常规清创基础上局部外用重组人粒细胞巨噬细胞集落刺激因子凝胶及莫匹罗星软膏后包扎,分别比较两组患者的创面愈合时间,治疗第7、14、21、28天的创面愈合率,观察两组患者的生命体征和不良反应发生情况。采用$\chi^2$检验、$t$检验对两组患者资料数据进行比较、分析。结果,试验组创面愈合时间(19.6 d±2.5 d)短于对照组(27.3 d±3.4 d),差异有统计学意义($t$=26.407,$P$<0.05);伤后第7、14、21、28天,试验组创面愈合率分别为(29.8%±4.6%)、(74.0%±7.1%)、(98.2%±2.6%)、(100.0%±0.0%),明显高于对照组(20.6%±4.5%)、(52.0%±8.2%)、(79.6%±5.0%)、(97.3%±2.6%),差异均有统计学意义($t$=−7.090、−10.050、−16.289、−4.993,$P$值均<0.05)。且用药后两组患者生命体征、血常规、尿常规及肝、肾功能均正常,无不良反应发生。说明外用重组人粒细胞巨噬细胞集落刺激因子凝胶可加速深二度烧伤创面愈合。

低温烫伤创面应用重组人粒细胞巨噬细胞集落刺激因子凝胶的治疗情况,有人选取60例低温烧伤创面患者,将其随机分为A、B、C三组,每组20例。A组给予rh-GH治疗,B组给予rh-GM-CSF治疗,C组给予rh-GM-CSF联用rh-GH治疗。具体方式:A组患者给予rh-GH(均为长春金赛药业生产的金磊赛增水剂)治疗,在距创缘0.5 cm处垂直于皮肤皮下注射,剂量约0.5 U/处,每处间隔1 cm,隔日1次注射,连续注射7次,创面处应用油纱遮盖,隔日1次换药。B组患者给予rh-GM-CSF治疗,10 g/100 $cm^2$,隔日1次。C组给予rh-GM-CSF联用rh-GH治疗,方法与A组和B组相同。治疗时间为21 d。随后比较三组患者创面愈合情况和不良事件严重程度。结果显示,C组创面愈合率95.0%,明显高于A组的60.0%和B组的65.0%,且差异具有统计学意义($P$<0.05)。A组与B组创面愈合率比较差异无统计学意义($P$>0.05)。rh-GM-CSF联用rh-GH对低温烧伤创面的治疗效果显著优于单纯用药,有效性和可行性值得推荐。

为观察重组人粒细胞巨噬细胞集落刺激因子凝胶促进中厚皮供皮区创面愈合的疗效，有人选择需自体中厚皮片移植的烧伤及瘢痕增生患者60例，其中男47例，女13例，年龄18～65岁，供皮区为大腿部位，根据供皮区创面深度分为0.40 mm组和0.55 mm组，每组各30例，采用自身对照，选择两处面积相等、深度一致、部位对称的创面，或同一深度创面一分为二，根据随机原则分为治疗组和对照组。治疗组外用重组人粒细胞巨噬细胞集落刺激因子凝胶，对照组外用凡士林敷料。术后第3、7、10、14天换药，观察创面外观、愈合时间、愈合率及不良反应。结果术后14 d时，与对照组比较，治疗组创面相对光滑，色素沉着轻；治疗组不同时间点换药时创面疼痛刺激轻于对照组（$P<0.05$），治疗组术后10 d和14 d的创面愈合率高于对照组（$P<0.05$），治疗组创面愈合时间短于对照组（$P<0.05$）；所有病例在治疗期间未出现全身不适及过敏现象，也未见局部组织过度增生。表明外用重组人粒细胞巨噬细胞集落刺激因子凝胶能缩短中厚皮供皮区创面的愈合时间，提高愈合质量。

为研究重组人粒细胞巨噬细胞集落刺激因子凝胶对肿瘤患者放射性治疗创面的疗效，将40例肿瘤患者按随机数字表法分为两组，即重组人粒细胞巨噬细胞刺激因子治疗组和对照组，每组20人。治疗组创面常规消毒，外涂重组人粒细胞巨噬细胞集落刺激因子，2次/d。对照组予以0.5%碘伏涂擦创面。观察两组创面愈合时间、感染率。重组人粒细胞巨噬细胞集落刺激因子治疗组创面修复时间短、感染率低于对照组。外用重组人粒细胞巨噬细胞集落刺激因子凝胶可降低肿瘤患者放射性溃疡的感染率，并促进创面愈合。

（2）慢性创面　有人观察大面积烧伤患者残余创面使用重组人粒细胞巨噬细胞集落刺激因子（rh-GM-CSF）凝胶剂治疗的情况。选取21例受伤2个月以上的大面积烧伤残余创面患者，创面采用配对设计原则按照随机数字表法随机分为实验组（外用重组人粒细胞巨噬细胞集落刺激因子凝胶组，21处创面）和对照组（外用莫匹罗星软膏组，21处创面），两组创面均按隔日换药1次。实验中观察指标包括创面炎症反应程度、创面分泌物(量、颜色、气味等)、肉芽组织(颜色、水肿、老化等)、创面感染、局部及全身不良反应等情况,观察和比较第7、10、14、21、28天两组创面的细菌量、细菌种类、耐药菌情况、愈合时间、治愈率等。结果,外用重组人粒细胞巨噬细胞集落刺激因子凝胶组创面平均愈合时间[(17.28±6.70)d]与外用莫匹罗星组[(22.14±7.38)d]比较,平均缩短了5 d($P<0.01$)。不同时间段创面愈合率比较:7 d创面愈合率,实验组(29%±20%)较对照组(32%±21%)差异无统计学意义($P>0.05$);10 d创面愈合率,实验组(54%±27%)与对照组(43%±27%)比较明显增加($P<0.01$);14 d创面愈合率,两组相比较,实验组(60%±36%),对照组(48%±30%),实验组明显更高($P<0.01$);21 d创面愈合率,实验组(92%±17%)与对照组(80%±27%)相比较,明显更高($P<0.05$);28 d创面愈合率,实验组(95%±14%)与对照组(92%±20%)相比较,差异无统计学意义($P>0.05$)。观察第7、10、14、21、28天两组创面情况,实验组炎症反应程度更轻,脓性分泌物少,但肉芽组织大量增生,对照组炎症反应更重,创面脓性分泌物较多,肉芽组织轻度增生,明显水肿老化,第7、10、14、21、28天的细菌清除率,实验组(42.85%、52.38%、90.47%、95.24、95.24%)明显高于对照组(4.76%、4.76%、38.10%、76.19%、80.95%)。用药第14天实验组血管内皮生长因子平均光密度值(0.21±0.01)较对照组(0.18±0.02)大($P<0.05$),而成纤维细胞生长因子平均光密度值(0.25±0.01)较对照组(0.22±0.01)多($P<0.05$)。说明外用重组人粒细胞巨噬细胞集落刺激因子凝胶不仅能有效促进大面积烧伤残余创面愈合,极大地缩短了住院时间,还能在清除部分细菌、减少细菌的滋生与繁殖方面发挥一定的作用。

为评估其对血糖升高患者体表长时间不愈合创面的非手术疗法的可行性,有人对40例47~67岁血糖升高患者体表长时间不愈合创面采用重组人粒细胞巨噬细胞集落刺激因子治疗。将入组的40例患者随机分为试验组、对照组。每组各20例,试验组为重组人粒细胞巨噬细胞集落刺激因子凝胶+凡士林纱布治疗组,对照组为凡士林纱布组。试验时长为 8 周。观察两组创面色泽及肉芽组织和上皮生长情况，统计两组创面愈合率，记录用药后的不良反应。结果入组前两组创面各方面情况比较差异无统计学意义（$P>0.05$），治疗后两组创面均有好转趋势。治疗 8 周，两组创面色泽、肉芽组织和上皮生长情况，以及愈合率比较差异均具有统计学意义（$P<0.05$）。证实重组人粒细胞巨噬细胞集落刺激因子治疗血糖升高的体表长时间不愈合创面患者有良好作用，能加速创面愈合，且未发现明显不良反应。说明该非手术治疗方式对体表创面安全有效。

**【不良反应】**

全身用药常见的不良反应有发热、皮疹，较少见的为低血压、恶心、水肿、胸痛、骨痛和腹泻，罕见的反应包括变态反应、支气管痉挛、心力衰竭、室上性心律失常、脑血管疾病、精神错乱、惊厥、呼吸困难、肺水肿和晕厥等。偶见血清白蛋白水平低下、局部红肿、疼痛等过敏反应，停药后自行消失。

禁用于对本品有过敏史的患者和自身免疫性血小板减少性紫癜的患者。孕妇不宜使用，哺乳期妇女使用本品前应停止哺乳。

有学者利用低温烫伤创面，对使用重组人粒细胞巨噬细胞集落刺激因子凝胶的治疗不良事件严重程度进行观察。60 例低温烧伤创面患者，随机分为 A、B、C 三组，每组 20 例。A 组给予 rh-GH 治疗，B 组给予 rh-GM-CSF 治疗，C 组给予 rh-GM-CSF 联用 rh-GH 治疗（具体方式见前述）。

不良事件严重程度判定标准：症状持续时间短，症状轻微，患者无明显痛苦或可耐受，未影响日常生活，为轻度；症状较明显，但能耐受，影响日常生活，为中度；症状严重，严重影响日常生活，为重度。

结果显示，A 组中，3 例无不良事件，4 例为轻度，9 例为中度，4 例为重度；B 组中，2 例无不良事件，5 例为轻度，10 例为中度，3 例为重度；C 组中，10 例无不良事件，5 例为轻度，3 例为中度，2 例为重度。C 组不良事件严重程度优于 A、B 组，差异具有统计学意义

($P<0.05$);A 组与 B 组不良事件严重程度比较差异无统计学意义($P>0.05$)。

本研究初步证明,rh-GM-CSF 联用 rh-GH 应用于低温烧伤创面的治疗中效果显著优于单纯用药,且不良事件严重程度明显降低,具有安全性、有效性和可行性,有一定的临床推广价值。

目前,有关外用制剂 rh-GM-CSF 出现不良反应的报道尚不多,偶见轻度瘙痒和灼热感的个案报道。对于超过全身体表面积 10%以上的创面还没有广泛应用的病例,故面积较大创面使用的效果和可能产生的不良反应还需要进一步临床观察与验证。

粒细胞巨噬细胞集落刺激因子(G-CSF)

## 2.2.6 干扰素与创面愈合

1957 年,干扰素(interferon,IFN)首次由 Issacs 和 Linde-mann 作为一种自然发生的抗病毒物质而提出,其后不久发现该物质亦具有抗肿瘤特性。直至 1981 年,随着重组 DNA 方法的问世而得以大量生产高纯度的干扰素之后,大规模的临床Ⅰ期和Ⅱ期试验方开始实施(α 干扰素临床研究现状与展望)。美国 FDA 批准了由微生物制备的人 α 干扰素的市场销售,使它成为干扰素族中第一个在美国以商品形式出售的干扰素。美国 FDA 仅批准此干扰素用于治疗毛细胞性白血病。

早在 1985 年,Duncan 等就报道,α 干扰素、β 干扰素、γ 干扰素作用于体外培养的成纤维细胞,可抑制成纤维细胞的晚期增殖。现有一些研究将之小范围地用于创面愈合治疗(图 2.12)。

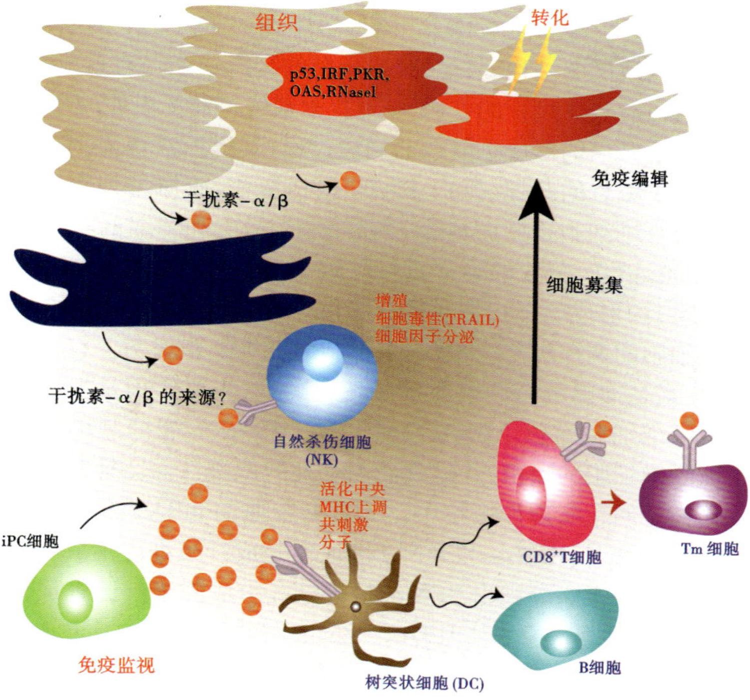


图 2.12　干扰素参与创面愈合的作用机制

## 2.2.6.1　α 干扰素

【作用机制】

α 干扰素可以提高患儿的免疫力,增强局部抵抗力。干扰素也用于治疗过度愈合后病理性瘢痕,其机制为 α 干扰素可以抑制胶原生长,减少瘢痕增生。这主要是 α 干扰素明显地影响成纤维细胞内质网和核蛋白体,粗面内质网是合成胶原蛋白的场所,而粗面内质网是由内质网与核蛋白体共同形成的一个复合功能单位。目前的研究发现,成纤维细胞粗面内质网上的核蛋白体是胶原蛋白前体合成的场所，而且证明这种合成作用不是在单个核蛋白体上，而是在多聚核蛋白体上进行的。因此，核蛋白体在内质网膜上的附着、脱落情况及内质网的结构变化对胶原蛋白的合成功能具有重要意义。通过对蛋白质合成过程的作用，α 干扰素最终抑制了胶原的生成。

病理性瘢痕的形成是复杂的病理过程，其组织学特征主要为细胞外基质中大量的胶原、蛋白多糖和蛋白沉积，胶原排列紊乱。瘢痕中的成纤维细胞是创面愈合、瘢痕形成、增生和挛缩的功能性细胞，其增殖、活化、分化的异常直接导致病理性瘢痕（增生性瘢痕和瘢痕疙瘩）的形成。干扰素在抗纤维化方面的作用研究也主要针对成纤维细胞的调控机制。包括：①抑制成纤维细胞增殖。有学者指出，干扰素是抑制瘢痕形成的重要细胞因子，主要作用是抑制瘢痕中的成纤维细胞增殖。Wang 等则报道，IFN-α2b 能抑制增生性瘢痕中成纤维细胞的增殖，并呈现药剂浓度的依赖性。②抑制胶原合成。研究证明在病理性瘢痕中，Ⅰ、Ⅲ型胶原的 mRNA 和Ⅰ型胶原蛋白的表达增多。IFN-α 和 IFN-γ 被证实是成纤维细胞生成胶原的抑制因子。Tredget 等指出，IFN-α2b 可以减少成纤维细胞合成总胶原，下调纤维结合蛋白的基因表达。Zhang 等报道，IFN-γ 抑制成纤维细胞合成Ⅰ、Ⅲ型胶原并呈剂量依赖关系。③促进胶原降解。由于胶原的半衰期很长，因此只有加快胶原降解的速率才能有效地减少瘢痕中的纤维组织。有研究报道病理性瘢痕成纤维细胞的胶原酶减少，金属蛋白酶组织抑制物-1（tissue inhibitor of metalloproteinase-1，TIMP-1）增多。IFN-γ 在一定程度上促进体外成纤维细胞产生胶原酶，加速胶原的转化。IFN-α2b 可以激活成纤维细胞合成胶原酶，并减少 TIMPs，增加胶原酶的活性。④拮抗转化生长因子-β（TGF-β）的作用。已知 TGF-β 被公认为重要的诱发纤维化的因子，也是目前已知与瘢痕的形成最为密切，最具代表性的因子，它能促进成纤维细胞的增殖，加速胶原沉积。组织损伤后，由活化的巨噬细胞释放的 TGF-β 干扰胶原合成与降解间的平衡，引起细胞外基质（extracellular matrix，ECM）沉积。ECM 犹如生长细胞因子库，其中的 TGF-β 因持续产生 ECM，导致过量的纤维化。研究证明，在增生性瘢痕中，$TGF-\beta_1$ 的 mRNA 和蛋白呈高水平表达。严重的增生性瘢痕患者，血清 TGF-β 浓度也增高。Tredget 等的临床试验中，局部注射 IFN-α2b 后，血清 TGF-β 从治疗前的高水平降至正常，证实 IFN-α2b 可以通过拮抗 TGF-β 起作用。⑤抑制 α-平滑肌肌动蛋白（α-smooth muscle actin，α-SMA）合成。在创面愈合过程中，成纤维细胞分化为具有收缩特性的肌成纤维细胞。正常创面肌成纤维细胞在创面愈合后逐渐凋亡消失，但在增生性瘢痕内却持续存在，α-SMA 是肌成纤维细胞的标志性蛋白，是瘢痕收缩的物质基础，与以后发生的病理性创伤及瘢痕形成密切相关。有研究表明，IFN-γ 能抑制成纤维细胞中 α-SMA 合成，减少成纤维细胞分化为肌成纤维细胞，并且诱发肌成纤维细胞凋亡。Wang 等报道 IFN-α2b 能降低 α-SMA 在成纤维细胞中的表达。说明 IFN-γ 和 IFN-α2b 对病理性瘢痕挛缩的治疗有积极作用。但也有人持反对意见，认为 IFN-γ 不能抑制 α-SMA 的表达。

**【适用范围】**

目前的应用并不系统，但在急性、慢性各类创面的实验性应用，表现出较好的效果。今后仍需要加大病例数，更加系统、更加科学地进行相关研究。

例如有用 α 干扰素治疗小儿烧伤后的残余创面。526 例烧伤的小儿，治疗后期出现残余创面，共计 156 例，占总病例的 29.6%。治疗组 68 例（采用国产 α 干扰素湿盐水纱布湿敷创面，浓度为 1/100 万 U，湿敷创面包扎，隔日换药同上法，直至痊愈），其中男 28 例，女 40 例；年龄范围，最大的 10 岁，最小的 6 个月。未用药组 88 例。如创面生长肉芽厚而老则还应考虑植皮。术前换药不用干扰素，术中植好皮后，加盖凡士林油纱时，在凡士林上洒一些干扰素（浓度仍为 1/100 万 U），湿面盖于植皮区。4 d 后更换敷料，换药仍用干扰素湿盐水纱布敷创面。以后隔日换药，直至创面闭合。用药组治疗时间平均为 10 d，未用药组为 16 d 愈合。$t=9.91$，$P<0.01$，具有显著性差异。说明用药组明显优于未用药组。1/100 万 U 的干扰素有助于创面生长，且不会明显地抑制创面修复，同时，可能增

强创面局部免疫力，对于胶原过度增长的抑制作用有待进一步证实。

也有用阿米卡星喷雾剂联合α干扰素凝胶联合治疗Ⅱ期及Ⅲ期压疮的报道。研究者将Ⅱ期及Ⅲ期压疮患者应用随机方法分为观察组及对照组，对照组给予康复新液治疗，观察组在给予康复新液的基础上，使用阿米卡星喷雾剂联合α干扰素凝胶护理创面。比较两组的治疗效果发现，观察组总有效率为96%，对照组总有效率为76%。两组比较差异有统计学意义($P<0.05$)。研究表明，阿米卡星喷雾剂联合α干扰素凝胶治疗Ⅱ期及Ⅲ期压疮，可有效控制创面感染程度，具有较好的促进创面修复愈合能力。有人用调Q开关532 nm Nd:YAG激光联合重组人α-2b干扰素凝胶治疗扁平疣患者，取得了较好疗效。

另外，皮肤疾病方面，有利用α干扰素凝胶治疗宫颈炎(溃疡)、手足口病和口腔溃疡的多篇报道。

例如将183例重型宫颈柱状上皮异位患者作为研究对象，观察高频电波刀手术(loop electrosurgical excision procedure，LEEP)后联合给予重组人α-2b干扰素凝胶治疗重型宫颈柱状上皮异位。术后7～10 d(即术后首次月经干净后)，通过阴道途径给予重组人α-2b干扰素凝胶，患者睡前清洗外阴，使用药物推进器将2～3 g凝胶推入阴道至穹窿处，隔日1次，连续用药7次为1个疗程。对照组术后第3天开始使用棉球蘸云南白药粉敷于宫颈手术创面上，隔日1次，连续用药7次为1个疗程。术后患者均随访3～6个月，通过门诊随访定期行阴道镜复查，观察患者宫颈柱状上皮异位面改善状况。研究组治疗总有效率为97.85%(91/93)，对照组为90.00%(81/90)，研究组明显高于对照组($P<0.05$)。重型宫颈柱状上皮异位患者施行高频电波刀手术，术后阴道给予重组人干扰素凝胶能显著促进患者创面愈合，效果较好。

有趣的是，近年来一些关于细胞因子——干扰素(IFN)可以抑制成纤维细胞增殖、胶原合成及激活胶原酶活性，起到拮抗纤维化的作用，用于治疗病理性瘢痕的报道。

增生性瘢痕和瘢痕疙瘩的治疗，以局部注射干扰素为主。IFN-γ注射至瘢痕局部的剂量、频率和疗程在研究中基本一致，每次注射100万～300万U，每周1～3次，共10次左右。IFN-α2b的剂量在报道中过于悬殊。因此，当前的结论尚不确定。Berman等最早于1989年报道了1例注射IFN-α2b治疗瘢痕疙瘩的病例，2次注射IFN-α2b（每次150万U）于瘢痕内，使一个处于发展期的瘢痕疙瘩面积减少41%，2年后该病损未复发。将治疗前及首次注射后9 d的瘢痕组织成纤维细胞与正常皮肤相比，发现注射后的成纤维细胞完全不同于注射前的表现，其较正常皮肤产生相同或更少的胶原、葡糖胺聚糖等结缔组织基质成分，并且胶原酶的活性也恢复至正常，即成纤维细胞胶原代谢回到正常水平。同时，成纤维细胞呈现正常表型。Davison等选取13例瘢痕疙瘩患者进行IFN-α2b注射治疗，其中有7例复发，复发率高达54 %，由此他得出的结论为干扰素在临床治疗瘢痕疙瘩上没有显现出明显疗效。这可能与IFN-α2b注射总剂量、瘢痕疙瘩病程、瘢痕疙瘩部位选取及注射频率等有一定关联。另有研究显示，利用IFN-α2b联合曲安奈德治疗瘢痕疙瘩患者19例，每周注射2次，结果瘢痕疙瘩明显缩小，高度降低81.6%，体积降低86.6%，提示IFN-α2b是治疗病理性瘢痕的有效药物。

**【不良反应】**

干扰素的不良反应发生率比较低，一般为流感样综合征、皮肤干燥、肌肉酸痛、发热、体重减轻、脱发、情绪激动、轻度贫血等。偶见发生神经系统损伤，乏力和虚弱是最常发生的神经毒性反应。长期治疗时还可出现神经精神方面的其他不良反应，包括眩晕、共济失调、锥体外束症状、视觉定向障碍、意识模糊、嗜睡、幻觉、昏迷、味觉减退、食欲缺乏、性欲减退、抑郁、易怒甚至自杀行为等，影响内分泌系统功能。IFN有轻到中度的骨髓抑制效应，20%左右的患者可能发生白细胞总数、中性粒细胞及血小板计数的轻到中度减少，但极少有感染或出血发生，对血红蛋白水平的影响较小。但对治疗效果并无影响，根据实际情况采用对症治疗或考虑减量、停药，不良反应多可缓解。α 干扰素的浓度可以影响愈合。如果浓度过高,则创面可延迟愈合。长期应用有无不良后果、治疗后停药是否复发,以及与其他治疗方法的对比,还需要大量的临床病例验证和积累经验。

### 2.2.6.2 γ 干扰素

【作用机制】

Tanaka 等报道,γ 干扰素(interferon-γ,IFN-γ)促进体外成纤维细胞凋亡,并且抑制成纤维细胞向肌成纤维细胞分化。IFN-γ 的作用机制被认为并非是直接抑制 S 期的 DNA 合成,而是阻断或延缓成纤维细胞从 $G_0$期进入 $G_1$期再过渡到 S 期的过程,起到抑制成纤维细胞生长的作用。IFN-γ 抑制成纤维细胞生长,抑制向肌成纤维细胞分化,促进成纤维细胞凋亡。刘佳琪等的研究证明,IFN-γ 呈时间和剂量依赖方式下调 Smad 3(drosophila mothers against decapentaplegic protein 3)、上调 Smad 7,降低基础状态下或经 TGF-$\beta_1$ 诱导后瘢痕疙瘩成纤维细胞(keloid fibroblast,KFb)的结缔组织生长因子(CTGF)和 α-SMA 表达量,表现出对 TGF-β/Smad 信号通路的显著拮抗作用,并认为这可能是 IFN-γ 治疗病理性瘢痕的重要机制。Haitao Shen 等也发现,在 IFN-γ 缺失的小鼠中,由于局部免疫反应加强,增殖期加速,创面收缩,胶原沉积,促使创面愈合加快。

【适用范围】

一些结果提示,γ 干扰素促进创面愈合;另一些结果则提示,抑制创面愈合。存在分歧的原因可能是研究者采用的给药途径、剂量、动物种属及创面等方面的差别。

国外学者 Larrabee 等选取 10 例增生性瘢痕及瘢痕疙瘩的患者进行 IFN-γ 局部注射,半数患者的瘢痕直线长度有 50% 或更多的减少,并且瘢痕均有变平、变软及痛痒等症状的改善,提示瘢痕均有不同程度的萎缩。国内学者亦有此类的报道,杨勇等选取 48 例患者进行重组人 γ 干扰素(recombination human interferon-γ,rh-IFN-γ)

局部注射,治疗有效者共 26 例,瘢痕软化变平,色素渐淡,经 6 个月随访,瘢痕增生未复发。提示创面愈合后早期局部直射 rh-IFN-γ 对防治瘢痕增生有一定疗效。张志刚报道了利用 IFN-γ 和 IFN-α2b 对 31 例病理性瘢痕患者局部或全身注射及外用干扰素药膏治疗,其中 26 例有效,患者瘢痕增生不明显,供皮区痛痒感觉明显减轻;瘢痕体积变小,高度变低,长度明显变短,硬度变软,色素沉着减轻;由瘢痕挛缩牵拉造成的器官移位和功能障碍不同程度减轻。结果提示局部、全身应用干扰素对体表病理性瘢痕有一定的治疗作用。

**【不良反应】**

同 α 干扰素。

干扰素(IFN)

## 2.3 生长因子/细胞因子的临床前研究

目前,国内正在进行临床生长因子的(前)试验及申请国家食品药品监督管理总局(CFDA)批准事宜,包括血小板源生长因子(PDGF)、转化生长因子-β(TGF-β)、角质细胞生长因子(KGF)等,已经批准并增加了一些生长因子适应证(表 2.4)。

表 2.4 生长因子/细胞因子适应证

| 生长因子 | 适应证 | 状况 |
|---|---|---|
| aFGF(141) | 糖尿病足 | Phase Ⅰ |
| aFGF | 慢性创面、糖尿病足、静脉淤积性溃疡 | Phase Ⅰ |
| bFGF | 牙周炎 | Phase Ⅲ |
| FGF-10 | 静脉性淤积性溃疡、放射治疗和化学治疗引起的黏膜炎 | Phase Ⅱ |
| FGF-20 | 口腔黏膜炎 | Phase Ⅰ |
| FGF-21 | 2 型糖尿病 | Phase Ⅱ |

## 2.3.1 血小板源生长因子与创面愈合

当人体遭受物理损伤时,血小板受到损伤部位因素的刺激发挥凝血功能,释放出多种生长因子——最主要的是血小板源生长因子(PDGF),刺激邻近的结缔组织细胞生长。这些结缔组织细胞是重建受损组织、愈合创面的先决条件。实验表明,PDGF 是创伤愈合过程中较早出现的生长因子之一,在创面愈合的全过程中起重要作用,主要表现在促进创面愈合方面。有学者指出:PDGF 是一种促进生长的内生性蛋白质,在创面愈合过程中,PDGF 可由多种细胞来释放,而且 PDGF 分成 AA、AB、BB 三种生理活性状态,其中 BB 形式更能促进成纤维细胞的生长,激活创面修复的有关细胞并促进细胞增殖,增加肉芽组织的形成,促进创面愈合并缩短愈合时间。

目前,血小板源生长因子在美国等发达国家应用十分广泛,这方面的研究也不断取得进展。基因重组人血小板源生长因子(recombinant human platelet-derived growth factor, rh-PDGF)是目前所有众多生长因子中唯一通过美国 FDA 批准并作为临床处方药的生物工程产品。其应用之一就是用重组人血小板源生长因子凝胶剂 REGRANEX Gel 进行糖尿病晚期肢端溃疡的治疗。另外,PDGF 在重度烧伤、皮肤病、骨骼与牙齿缺损及关节修复方面的应用也取得了巨大的进展。

在国内该产品正处在临床前研究。

血小板源生长因子与创面愈合

## 2.3.2 其他尚未产业化的与创面相关的生长因子/细胞因子

### 2.3.2.1 角质细胞生长因子与创面愈合

角质细胞生长因子(keratinocyte growth factor,KGF),或称成纤维细胞生长因子-10(fibroblast growth factor-10,FGF-10)是人体皮下的组织细胞分泌的一种碱性蛋白生长因子,能特异性刺激上皮细胞的新陈代谢等生理过程,包括细胞的再生、分化和迁移等。角质细胞生长因子是成纤维细胞生长因子(FGF)大家族中较晚被成功克隆的成员。它是人机体内自然存在的一种具有活性的可溶性蛋白质,由 194 个氨基酸编码组成。成熟角质细胞生长因子有 163 个氨基酸残基,其 N 端有一个糖基化位点,在人体内主要由皮下组织分泌,并特异性地结合到上皮细胞表面的特异受体,经过复杂的信号传递过程,启动上皮细胞内参与分裂生长的基因表达,从而刺激上皮组织的新陈代谢。

国外学者在角质细胞生长因子的生物学功能方面做过比较系统的深入研究,并在基因工程重组技术生产的重组人角质细胞生长因子-2(recombinant human keratinocyte growth factor-2,rh-KGF-2)的生物学功能、作用机制、动物实验、临床试验等几个方面进行了大量的研究工作,大量动物实验和临床试验的研究结果已证实这种功能性因子的安全性和显著的功效，这些结果显示重组人角质细胞生长因子-2在临床上有着广阔的应用前景。它主要由成纤维细胞及其他间充质来源的细胞分泌，通过间质-上皮相互作用的旁分泌方式发挥作用，特异性促进上皮细胞的增殖、分化和迁移，具有修复创伤，防止癌症化学药物治疗后黏膜炎症，治疗静脉性溃疡、糖尿病性溃疡、角膜炎，抗辐射损伤等多种作用，具有广泛的临床应用前景。目前在研究和开发角质细胞生长因子-2（KCF-2）中普遍存在的问题是蛋白可溶性表达量低及产物量低，生产工艺烦琐，回收率及蛋白稳定性差，已成为其实现工程化的瓶颈。因此，对KGF-2的工程化研究具有重要的意义。目前，国外用于静脉性溃疡、化学药物治疗引起的黏膜炎及溃疡性大肠炎治疗已进行Ⅱ期临床试验；国内开发的外用冻干粉及生物流体膜剂型，用于抗溃疡及促创面愈合，也已进入临床阶段。2004年，美国FDA批准安进公司开发的palifermin（商品名为Kepivance）静脉注射剂，用于骨髓移植患者放射治疗和化学药物治疗引起的口腔黏膜炎的治疗或缩短该疾病的发病时间。palifermin是角质细胞生长因子（KGF）的基因重组产品，切除了天然FGF-7 N末端23个氨基酸。KGF可刺激皮肤、口腔表面层、胃及直肠等处的细胞的生长。安进公司开展了一项纳入212例接受高剂量放射治疗和化学药物治疗的白血病或淋巴瘤患者的临床研究。在化学药物治疗开始前3 d和结束后3 d静脉输注palifermin。临床研究结果显示，安慰剂组有98%的患者并发严重黏膜炎，而palifermin组只有63%；安慰剂组严重黏膜炎的持续时间平均为9 d，而palifermin组并发严重黏膜炎患者病情持续时间平均只有3 d。palifermin常见的不良反应为皮疹、口腔异常感（如麻刺感）及血中蛋白水平升高，此外无严重的不良反应报道。

FGF-7亚家族另一成员FGF-10，即角质细胞生长因子-2的药物开发与FGF-7相比要坎坷许多。国外开展了有关FGF-10的临床试验，包括静脉性溃疡、小肠溃疡等，Robson等采用随机双盲研究评价了局部应用KGF-2的安全性和功效。94例患者的下肢静脉性溃疡创面经过12周治疗，创面愈合率达75%，提示KGF-2确实增加了创面愈合速度。经过 26 周的治疗,病理检查证实:治疗组较安慰剂组细胞有较好的分化状态,且患者有较强的耐受性。但美国人类基因公司最终因为在Ⅱ期临床试验中与安慰剂组比较差异无统计学意义而宣告失败。

中国研究人员根据 FGF-10 对上皮细胞的特异作用及较好的促进愈合特点,开发 FGF-10 外用冻干粉用于浅二度烧伤的治疗,目前正在进行Ⅲ期临床研究。

**【作用机制】**

重组人角质细胞生长因子-2(rh-KGF-2),由成纤维细胞及其他间质细胞分泌产生,角质细胞生长因子-2 的生物学功能主要是通过受体的介导完成的。上皮细胞表达其相应受体,能够以旁分泌和自分泌的方式发挥其皮肤、黏膜和角膜损伤修复及组织器官发育中的作用。角质细胞生长因子(KGF)通过自分泌或旁分泌作用刺激上皮细胞的增殖、迁移和分化,直接促进创面的愈合。此外,角质细胞生长因子-2 能通过刺激在组织修复和再生过程中有着非常重要作用的其他生长因子(如 PDGF、EGF 等)和细胞因子,如干细胞因子(SCF)、白细胞介素(IL)、干扰素(IFN)、集落刺激因子(CSF)、转化生长因子(TGF)、肿瘤坏死因子(TNF)等的表达间接参与组织修复(图 2.13)。

**【适用范围】**

角质细胞生长因子可以刺激角质形成细胞增殖与迁移。因此,有助于创伤愈合,并刺激毛囊生长,这些创伤可能是表浅的或是深层的。重组人角质细胞生长因子-2 有众多适应证(国外已进入临床研究的适应证包括烧烫伤、外伤和手术切口、供皮区创面、慢性溃疡、溃疡性肠炎等病的辅助治疗等)。此外,将来有可能扩大到用于各种腔道溃疡(如消化性溃疡等)。

重组人角质细胞生长因子能刺激内皮细胞产生增殖作用。2001 年,Robson 等采用随机双盲研究观察慢性静脉性溃疡患者局部应用重组人角质细胞生长因子-2 的安全性和功效。94 例患者的下肢静脉性溃疡创面经过 12 周治疗,创面愈合率达 75%,提示重

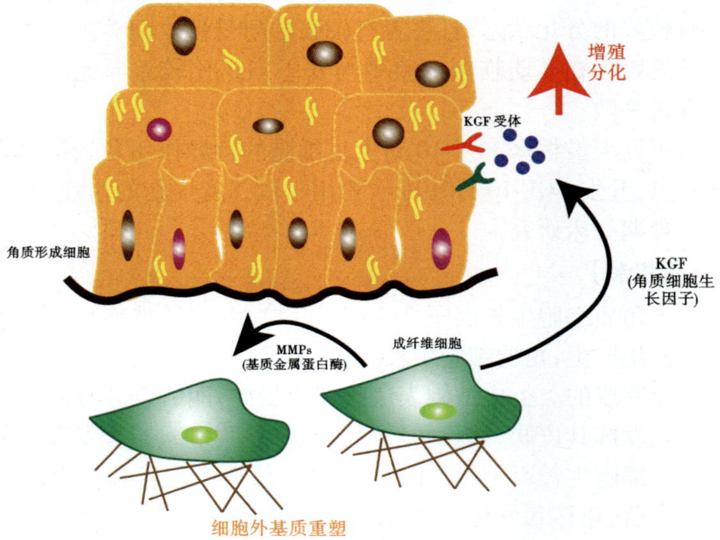


图 2.13 角质细胞生长因子参与创面愈合的作用机制

组人角质细胞生长因子-2 确实加快了创面愈合速度,剂量与愈合天数成反比。经过 26 周的治疗,病理检查证实,治疗组较安慰剂组细胞的分化状态较好,患者有较强的耐受性,且无明显不良反应。

重组人角质细胞生长因子-2 的优点:①组织特异性强,稳定,安全性好。只作用于上皮细胞,通过其特异性受体在刺激上皮细胞生长的同时,能启动上皮细胞对皮下间质组织的协调信号反馈,促进新组织的形成,安全性好,无潜在的不良反应。而其他因子作用靶点广泛。②对新生或老化的上皮细胞均有刺激生长分裂作用。③具有抗辐射损伤的修复作用。④可促进毛囊发育和毛发生长。

重组人角质细胞生长因子-2 在护肤产品领域有着广阔的应用前景,但由于重组人角质细胞生长因子-2 本身是蛋白质类生物大分子,难以通过皮肤屏障,稳定性差,生物学活性难以长期保持,所以该类产品开发有一些难度。

国内外正在研发的与创面(包括溃疡)相关的角质细胞生长因子-2 产品见表 2.5。

表 2.5　国内外正在研发的与创面(包括溃疡)相关的角质细胞生长因子-2 产品

| 产品名 | 研发阶段 | 适应证 |
| --- | --- | --- |
| RepiTermin | 已完成Ⅲ期临床试验 | 静脉性溃疡、癌症治疗诱发的黏膜炎和溃疡性大肠炎 |
| 重组人角质细胞生长因子-2 滴眼液 | 已完成临床前研究,准备进行新药临床试验(investigational new drug, IND)申报 | 角膜上皮缺损和轻度干眼症、角膜擦伤、角膜溃疡等 |
| 注射用重组人角质细胞生长因子改构体 | 临床前(已完成初步药效学研究,正在进行药学研究) | 癌症放射治疗和化学药物治疗引起的口腔黏膜炎 |
| 重组人角质细胞生长因子-2 肺吸入剂 | 临床前(已完成药学、药效学研究) | 急性肺损伤/急性呼吸窘迫综合征 |
| 冻干重组人角质细胞生长因子-2 | Ⅲ期临床试验 | 浅二度烧伤 |
| 重组人角质细胞生长因子-2 喷雾剂 | 临床前(药学研究) | 浅二度烧伤 |

【不良反应】

国内有关重组人角质细胞生长因子-2 对健康人及烧伤患者不良反应的研究表明,32 名健康志愿者局部应用重组人角质细胞生长因子-2,按不同剂量(140、280、700、1 400 U)分成 4 组。同时选择 33 例自愿受试的烧伤患者,在常规治疗基础上按上述给药剂量分组,连续用药 15 d,观察其不良反应。结果表明,除 1 名健康受试者自觉局部有痒感和 1 例烧伤患者创面用药时有一过性轻微疼痛外,健康志愿者皮肤和烧伤患者创面均未感明显刺激性,无过敏反应,抗原试验均为阴性，肝、肾功能检查及血、尿常规均无异常改变。

角质细胞生长因子

#### 2.3.2.2 转化生长因子与创面愈合

转化生长因子（transforming growth factor，TGF）是指两类多肽类生长因子——转化生长因子-α 和转化生长因子-β。转化生长因子-α 由巨噬细胞、脑细胞和表皮细胞产生，可诱导上皮发育。目前发现，人类转化生长因子-β 有 4 个亚型。转化生长因子-β（TGF-β）作为一种多功能蛋白质，可以影响多种细胞的生长、分化，细胞凋亡及免疫调节等功能。转化生长因子-β 属于转化生长因子-β 超家族蛋白，可以与细胞表面的转化生长因子-β 受体结合而激活其受体。转化生长因子-β 受体是丝氨酸/苏氨酸激酶受体。其信号传递可以通过 SMAD 信号通路和（或）DAXX 信号通路（图 2.14）。

（1）转化生长因子-α　转化生长因子-α（transforming growth factor-α，TGF-α）是 20 世纪 70 年代末在一些逆转录病毒转化的成纤维细胞的培养基中被发现的。它是一种参与调节正常细胞和肿瘤细胞增殖、分化的细胞因子，是肝细胞增殖、分化过程中必不可少的有丝分裂原，能够促进局部肝细胞的分化、生长、再生及肿瘤形成时的细胞增殖。在肝部分切除术后，残余肝细胞几乎同时立刻进入 $G_1$ 期，约 1 周就基本恢复到原有的肝重量和功能。再生包括 3 个关键性阶段：启动阶段（$G_0 \sim G_1$）、增殖阶段（$G_1 \sim S$）和终止阶段（$G_1 \sim G_0$）。TGF-α 主要作用于肝再生的增殖阶段，使肝细胞不可逆地进入 S 期继而增殖。研究表明，TGF-α、EGF、肝细胞生长因子

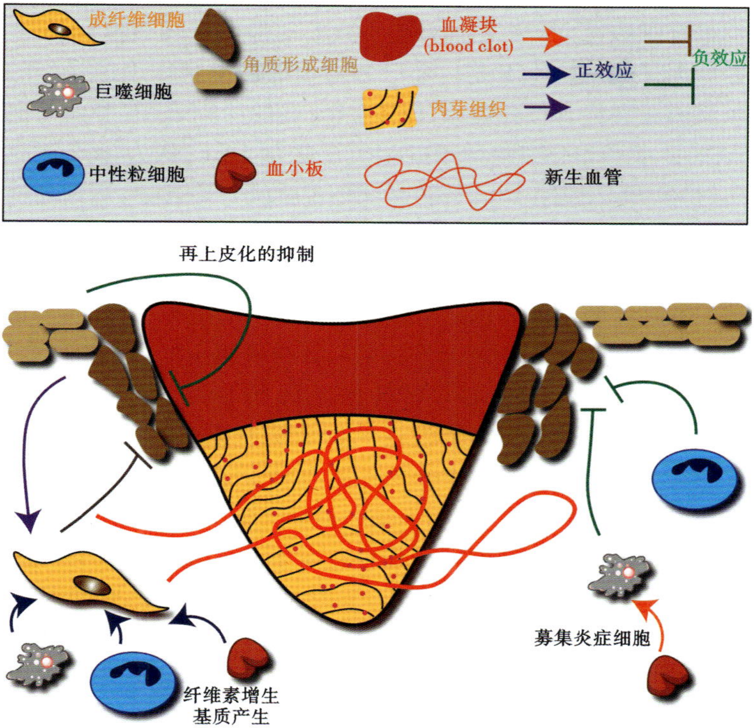


图 2.14　转化生长因子参与创面愈合的作用机制及其与创伤微环境的关系

(HGF)参与肝细胞增殖调控。这些因子可促进肝细胞 DNA 合成及分裂增殖作用,使处于感受态的肝细胞进入进展态,完成从 $G_1$ 期到 S 期的过程。如果缺少这些特定生长因子,肝细胞将不能进行增殖而返回 $G_0$ 期或进入细胞程序性死亡。活体动物实验表明,TGF-α 能有效地促进已获得增殖活性的肝细胞进行增殖、分裂,实现细胞周期循环。体外细胞培养实验显示,TGF-α 可直接刺激肝细胞 DNA 复制和细胞增殖。TGF-α 是肝细胞的促细胞分裂素,也可以防止肝细胞凋亡。如果 TGF-α 的作用被压制,那么肝细胞的增殖也会被削弱。研究表明,TGF-α 可以促进肝再生。TGF-α 是强有力的有丝分裂原，能够通过提高 Ras/MAPK 的活性和上调细胞周期素 D1 表达对促进肝细胞再生产生相加效应。TGF-α 是促进肝细胞 DNA 合成的细胞因子之一。HGF 是目前已知对成熟肝细胞作用最强烈的增殖刺激因子和促有丝分裂原，但 Tomiya 等的研究表明，肝内与血中的 TGF-α 水平和肝细胞增殖的相关性强于 HGF，认为 TGF-α 在肝再生过程中起关键作用。TGF-α mRNA 就已开始表达，达到高峰是在 12～24 h 内，而肝部分切除后 24 h 肝细胞 DNA 的合成达到高峰。研究发现，将 TGF-α 直接注入肝能引起正常大鼠肝细胞 DNA 合成。TGF-α 的过度表达能引起肝细胞过度增殖和小鼠肝癌，说明肝内和血中 TGF-α 的浓度是肝切除后评价肝再生的一个重要参数。

（2）转化生长因子-β　转化生长因子-β（transforming growth factor-β，TGF-β）是一组新近发现的调节细胞生长和分化的 TGF-β 超家族。这一家族除 TGF-β 外，还有活化素（activin）、抑制素（inhibin）和骨形成蛋白（bone morphogenetic protein，BMP）等。TGF-β 的命名是根据这种细胞因子能使正常的成纤维细胞的表型发生转化，即在与表皮生长因子（EGF）同时存在的条件下，改变成纤维细胞贴壁生长特性而获得在琼脂中生长的能力，并失去生长中密度依赖的抑制作用。TGF-β 与早先报道的由非洲绿猴肾上皮细胞（BSC-1，monkey kidney cell）所分泌的生长抑制因子是同一物。

1）TGF-β 的产生：①机体多种细胞均可分泌非活性状态的 TGF-β。在体外，非活性状态的 TGF-β 又称为潜伏相关肽（latency associated peptide，LAP），通过酸化可被活化。在体内，酸性环境可存在于骨折附近组织和正在愈合的创面中。蛋白本身的裂解作用可使 TGF-β 复合体变为活化 TGF-β。一般细胞分化活跃的组织常含有较高水平的 TGF-β，如成骨细胞、肾、骨髓和胎肝的造血细胞。$TGF-\beta_1$ 在人血小板和哺乳动物骨中含量最高，$TGF-\beta_2$ 在猪血小板和哺乳动物骨中含量最高，$TGF-\beta_3$ 以间充质起源的细胞产生为主。②活化后 T 细胞或 B 细胞产生的 TGF-β 水平明显比静止细胞高。③几乎所有肿瘤细胞内可检测到 TGF-β mRNA。神经胶质细胞瘤在体内可分泌较高水平的 TGF-β。

2)TGF-β 的分子结构和基因:1985 年,TGF-β 的基因克隆成功,并在大肠埃希菌内得到表达。在哺乳动物至少存在 TGF-$\beta_1$、TGF-$\beta_2$、TGF-$\beta_3$、TGF-$\beta_1\beta_2$ 四个亚型。在鸟类和两栖类动物还分别有 TGF-$\beta_4$ 和 TGF-$\beta_5$,目前对后两者的生物学作用所知甚少。TGF-β 是由两个结构相同或相近的、分子量为 12 500 的亚单位借二硫键连接的双体。人 TGF-β cDNA 序列研究表明,单体的 TGF-$\beta_1$12 氨基酸残基是由含 400 氨基酸残基的前体分子(per-pro-TGF-β)从羧基端裂解而来。pre-pro-TGF-β N 端含有一个信号肽,在分泌前被裂解掉,成为非活性状态的多肽链前体(pro-TGF-β),通过改变离子强度、酸化或蛋白酶水解切除掉,成为非活性状态的多肽链前体(pro-TGF-β),通过改变离子强度、酸化或蛋白酶水解切除 N 端部分氨基酸残基,所剩余的羧基端部分形成有活性的 TGF-β。TGF-$\beta_1$ 与 TGF-$\beta_2$ 有 71% 氨基酸同源性,TGF-$\beta_1$ 与 TGF-$\beta_3$有 77% 同源性,TGF-$\beta_2$与 TGF-$\beta_3$有 80% 同源性。TGF-β 与 TGF-β 超家族其他成员有 30%~40% 同源性。人 TGF-$\beta_1$、TGF-$\beta_2$和 TGF-$\beta_3$的基因分别定位于染色体 19q3、1q41 和 14q24,均含有 7 个外显子,核苷酸序列有高度同源性,所编码的前体分子 C 端者有 9 个保守的 Cys,提示 TGF-$\beta_1$、TGF-$\beta_2$和 TGF-$\beta_3$基因可能来自一个共同的祖先基因。人和小鼠 TGF-$\beta_1$的同源性高达 99%,表明在不同种属中 TGF-β 都具有重要的生物学功能。对人 TGF-$\beta_1$基因调控区进行了研究,发现该基因 5′端序列包含 5 个明显的调控区:1 个类增强子(enhancer-like)活性区,2 个负调控区和 2 个启动子区。

3)TGF-β 受体:许多细胞表面都有 TGF-β 受体(TGF-βR)。T 细胞、B 细胞每个细胞 TGF-βR 数约 250,活化后受体数量可增加 5~6 倍,但 Kd 值无明显变化。造血细胞表面 TGF-βR 对 TGF-$\beta_1$的亲和力明显要比 TGF-$\beta_2$高,这可能解释了造血细胞对 TGF-$\beta_1$ 反应要比 TGF-$\beta_2$更为敏感。TGF-$\beta_1$、TGF-$\beta_2$和 TGF-$\beta_3$结合细胞表面相同的受体。最近发现 TGF-βR 存在着Ⅰ、Ⅱ、Ⅲ型 3 种形式,分子量分别为 53 000、70 000~85 000 和 250 000~350 000。Ⅰ、Ⅱ型 TGF-βR 均为糖蛋白,它们和 TGF-$\beta_1$的亲和力要比和 TGF-$\beta_2$的亲和力

大10～80倍；Ⅲ型受体是一种蛋白聚糖（proteoglycan），它与TGF-$\beta_1$、TGF-$\beta_2$、TGF-$\beta_3$ 的亲和力近似，是TGF-β主要的受体，可能在TGF-β发挥生物学功能中起着主要作用。TGF-βRⅢ又名Endoglin，CD105、TGF-$\beta_1$和TGF-$\beta_3$为其主要配体。Ⅱ型TGF-βR胞质区具有丝氨酸/苏氨酸激酶区。这种结构也见于活化受体Ⅱ（ActRⅡ）和ActRⅡB。Ⅲ型TGF-β受体本身缺乏蛋白激酶活性，对于其如何参与信号的传递还不清楚。当TGF-β诱导增殖时G蛋白可能参与诱导过程。此外，TGF-β促进$Ca^{2+}$内流和胞内三磷酸肌醇（inositol 1,4,5-trisphosphate，IP3）水平的升高，激活蛋白激酶C（protein kinase C，PKC）。

4）TGF-β的生物学作用：起初对TGF-β的生物学功能研究主要在炎症、组织修复和胚胎发育等方面，近年来发现TGF-β对细胞的生长、分化和免疫功能都有重要的调节作用。TGF-$\beta_1$、TGF-$\beta_2$和TGF-$\beta_3$功能相似，一般来说，TGF-β对间充质起源的细胞起刺激作用，而对上皮或神经外胚层来源的细胞起抑制作用。

ⅰ.抑制免疫活性细胞的增殖：①抑制IL-3、GM-CSF、M-CSF所诱导小鼠造血前体细胞和长期骨髓培养（long-term bone marrow culture，LTBMC）的集落形成，并降低巨核细胞对IL-3T和CSF的反应性。②抑制ConA诱导或ConA与IL-2、IL-6联合诱导的胸腺细胞增殖。③抑制丝裂原、同种异体抗原刺激的T细胞增殖或IL-2依赖的T细胞生长。④抑制金黄色葡萄球菌细胞（staphylococcus aureus cells，SAC）刺激后IL-2依赖的B细胞增殖。

ⅱ.调节细胞表型：①抑制IL-2诱导的T细胞IL-2R、TfR和TLiSA1活化抗原的表达，对CD3表达未见有影响。②抑制IFN-γ诱导黑素瘤细胞主要组织相容性复合体（major histocompatibility complex，MHC）Ⅱ类抗原表达。

ⅲ.抑制淋巴细胞分化：①抑制IL-2和B细胞分化因子（B cell differentiation factor，BCDF）依赖的B细胞分泌IgM，促进B细胞分泌Ig类型转换为IgA和IgE。②抑制混合淋巴细胞培养（mixed lymphocyte culture，MLC）中细胞毒性T淋巴细胞（cytotoxic T lymphocyte, Tc 或 CTL)、自然杀伤细胞(natural killer cell, NK cell)和淋巴因子激活的杀伤细胞(lymphokine-activated killer cell, LAK)功能,这种抑制作用可被 TNF-α(小鼠 MIC)或 IL-2(人 MLC)所逆转。③抑制外周血单个核细胞(peripheral blood mononuclear cell, PBMC)中 NK 细胞活性及 NK 细胞对 TNF-α 的反应性。④抑制 ConA 和 IL-2、IL-6 协同诱导小鼠胸腺 MHC 非限制杀伤性细胞的活性。

ⅳ. 抑制细胞因子产生:如抑制外周血单个核细胞(PBMC)中 IFN-γ 和 TNF-α 的产生。

ⅴ. 其他调节作用可能涉及:①促进成纤维细胞、成骨细胞和施万细胞的生长。②抑制上皮细胞、破骨细胞、内皮细胞生长和脂肪、心肌、骨骼肌的形成。TGF-β 可拮抗 EGF 的某些生物学功能。③促进细胞外基质(ECM)如胶原蛋白、纤粘连蛋白的表达和抑制 ECM 的降解,对细胞的形态发生、增殖和分化过程起着重要作用,有利于胚胎发育和细胞修复。动物体内实验表明,局部注射 TGF-β 可以促进创面愈合和肉芽组织形成。④单核细胞和成纤维细胞的趋化剂。⑤抑制淋巴细胞与内皮细胞的黏附。⑥促进嗜碱性粒细胞释放组胺。

ⅵ. $TGF\text{-}\beta_1$与原癌基因表达:$TGF\text{-}\beta_1$能诱导 *c-sis* 的表达,但抑制 *c-myc* 的表达,这种诱导或抑制作用与作用细胞种类及 TGF-β 的不同功能有关。如 TGF-β 诱导成纤维细胞中 *c-sis* 基因表达,与促进其在软琼脂中生长有关;而对上皮角质形成细胞生长的抑制,则与抑制 *c-myc* 基因表达有关。$TGF\text{-}\beta_1$、$TGF\text{-}\beta_2$和 $TGF\text{-}\beta_3$在大多数生物学作用方面非常相似,但在有些作用方面可有很大差异,如 $TGF\text{-}\beta_2$对血管内皮细胞和造血祖细胞的生长抑制作用仅为 $TGF\text{-}\beta_1$和 $TGF\text{-}\beta_3$的 1%。

Hirshberg 等采用随机、双盲和平行试验评价慢性难愈性压力性损伤创面使用 $TGF\text{-}\beta_3$治疗的安全性、耐受性和功效。14 例患者被随机分为 3 组,每天接受重组 $TGF\text{-}\beta_3$治疗均超过 16 周。第 1 组($n=4$)接受 1.0 $\mu g/cm^2$ $TGF\text{-}\beta_3$,第 2 组($n=5$)接受 2.5 $\mu g/cm^2$

$TGF-\beta_3$,第3组($n=5$)接受安慰剂。病例均按常规护理。结果显示,治疗后3组压力性损伤创面的面积和体积均缩小,其中第2组的愈合率明显提高,差异有统计学意义($P<0.05$),其他组间差异无统计学意义。表明患者对$TGF-\beta_3$有很好的耐受性且无明显的不良反应。提示$TGF-\beta_3$应用于压疮治疗是安全有效的,特别是在早期应用效果更为明显。

转化生长因子(TGF)

### 2.3.2.3 干细胞生长因子与创面愈合

干细胞生长因子(stem cell growth factor,SCGF)是一种由骨髓基质细胞产生的造血生长因子,因其对造血细胞的促进作用和具有分化作用而受到广泛关注。

1987年,日本学者 Atsunobu Hiraoka 等利用免疫学检测方法对55种造血细胞系进行检测,发现了 SCGF 的分泌,并在 KPB-M15 骨髓细胞系中检测到 SCGF 的持续分泌,而在其他 T 细胞或单核骨髓细胞系中没有检测到 SCGF 的分泌。

1997年,Atsunobu Hiraoka 等报道,利用 λSHDM 载体克隆并表达出缺失 N 连接糖基化的短截 SCGF 分子,含有245个氨基酸,分子量为29 000(后来称为 SCGF-β),并证明其可以支持造血前体细胞的生长;在半固体基础培养基中,与促红细胞生成素(EPO)协同作用对红细胞系有红细胞样爆发促进活性(burst-promoting activity,BPA),与粒细胞巨噬细胞集落刺激因子(GM-CSF)协同作用对 GM 祖细胞有粒细胞巨噬细胞集落促进活性(granulocyte/macrophage colony-promoting activity,GPA)。由此推测 SCGF 在造血微环境中具有生长因子的功能。

1998 年,Hiroyuki Mio 和 Atsunobu Hiraoka 等又分别克隆出人、小鼠和大鼠的 SCGF 全长分子,SCGF 在 3 个物种中分别含有 323、328 和 328 个氨基酸,后两者的氨基酸与人的氨基酸相比分别有 85.1% 和 83.3% 的同源性,90.4% 和 90.4% 的相似性。这种较长的 SCGF 被称为 hSCGF-α,在 N 端短缺 78 个氨基酸的 SCGF 被称为 hSCGF-β。

1997 年,Sylvie Bannwarth 发现一种分泌性因子 p47,后来证实是 SCGF,因此 SCGF 又被称为淋巴细胞形式的长型 C 型凝集素(lymphocytic secreted long form of C-type lectin,SLCL)。又因 SCGF 在 C 端含有一个保守的 $Ca^{2+}$ 依赖糖识别结构域(calcium dependent carbohydrate recognition domain,CRD),故其属于 C 型凝集素超家族成员。经过十几年的研究,得知人干细胞生长因子(human stem cell growth factor,hSCGF)具有两种形式,包括全长分子 hSCGF-α 及在 $Ca^{2+}$ 依赖糖识别结构域内缺失 78 氨基酸的截短型分子 hSCGF-β。hSCGF-β 的造血刺激活性具有严格的种属特异性。SCGF 的来源有限,目前我国并未将其产业化,仅用于科学研究。

目前市场上销售的重组人干细胞生长因子(recombinant human stem cell growth factor,rh-SCGF;包括 rh-SCGF-α 和 rh-SCGF-β)主要由美国 PeproTech 公司生产,国内没有公司生产。其采用原核表达系统大肠埃希氏菌表达,分子量为 33 900,含有 305 个氨基酸。

### 2.3.2.4 肝细胞生长因子与创面愈合

1984 年由 Nakamura 首先命名的肝细胞生长因子(hepatocyte growth factor,HGF),能够促进肝细胞和多种上皮细胞、内皮细胞的生长,还能抑制肝细胞癌、黑色素瘤等肿瘤的生长。人肝细胞生长因子(human hepatocyte growth factor,hHGF)是由分子量 50 000 ~ 56 000 的重链(α 链)和一条 30 000 ~ 34 000 的轻链(β 链)组成的异源蛋白二聚体,其主要功能结构域位于 α 链内,且在 Arg494-Val495 位点的蛋白酶对于 hHGF 与其受体结合后引发的信号转导是很重要的。作为对多器官具多效性的多肽细胞因子，通过与受体 c-Met 的相互作用，参与组织器官重建、修复、预防纤维化过程。近年来动物实验已证实 HGF 能减少胶原Ⅲ、Ⅵ的产生，在抑制肾小管上皮细胞分化、预防肾纤维化过程中具有重要的保护作用。1989 年，有人成功得到人和大鼠 HGF 的 DNA 序列和氨基酸序列，结果发现人和大鼠氨基酸序列一样，无差别。

20 世纪 80 年代开始，人类已完成对 HGF 蛋白的表达。1989 年，Nakamura 等用 HGF 全长序列转染非洲绿猴肾成纤维细胞（COS 细胞）株表达出 HGF 蛋白，但表达量很低。其后，人们利用昆虫细胞表达体系、哺乳动物细胞 CHO 表达体系，原核表达体系得到 HGF 蛋白，但产量均不高，仅够应用于实验室研究。随着基因工程发展及真核表达体系的深入研究，人们开始考虑利用其他酵母表达 HGF 蛋白。目前国外相关的文献还很少，国内相对较多，但存在许多问题。

**【作用机制】**

尽管它的结构、基因序列等已明确，但其发挥作用的具体机制尚不完全清楚。根据目前研究推测，HGF 具有重要的促进创伤修复的功能，能刺激创伤局部血管内皮细胞增殖、迁移，促进皮肤新生微血管形成；抑制炎症因子释放，减轻创伤局部炎症反应；促进皮肤角质形成细胞的迁移，加速再上皮化过程，并能明显抑制转化生长因子 TGF-β 的生成和增强胶原酶的活性，有效降解胶原，抑制病理性瘢痕的形成。

具体讲 HGF 的作用机制包括：①诱导血管生成，促进细胞增殖。HGF 是一种多功能肽，能够特异性使内皮细胞增殖；HGF 本身与受体 c-Met 结合，通过激活其相关的信号通路使血管内皮细胞增殖进而促进血管生成形成侧支循环。②上调相关促血管生成因子等其他生物活性因子间接参与血管的生成，如血管内皮生长因子、成纤维细胞生长因子、一氧化氮等。③外源性的 HGF 能促使机体产生内源性 HGF，从而促进局部侧支血管的生长并增加和改善局部组织灌注和微环境。④HGF 还能以剂量依赖的方式诱导表皮细胞和成纤维细胞产生纤溶酶原激活剂和多种基质金属蛋白酶,这些物质能够参与降解外周毛细血管膜和创面边缘的基质成分,使血管内皮和表皮细胞得以向外迁移增殖,从而促进毛细血管的出芽生长和创面的再上皮化。因此,HGF 是一种可用于创伤修复的理想药物。

【适用范围】

目前该类治疗仍停留在动物实验阶段。国内学者应用携带人肝细胞生长因子(human hepatocyte growth factor,hHGF)基因的重组裸质粒(pUDKH)观察其对放射复合皮肤创伤创面愈合的影响。选择清洁级雄性 Wistar 大鼠 110 只,按体重随机分为单纯创伤(单伤组)、创伤+创面局部照射(伤照组)和创伤+创面局部照射+pUDKH 治疗(pUDKH 组)3 组。图像分析仪测量创面愈合面积和肉芽组织内血管密度。病理学观察各组大鼠创面愈合的动态变化。结果表明,伤后第 1 ~28 天,伤照组动物创面面积差值持续小于单伤组(对照组),创面愈合速度较慢;而 pUDKH 组于伤后第 7 ~21 天其面积差值明显大于伤照组($P<0.05$),表明 pUDKH 基因能促进放射性复合伤创面愈合,其愈合速度较伤照组提前 1 周左右。病理学观察表明,早期伤照组渗出物较单伤组和 pUDKH 组减少,出血、坏死较明显,中后期肉芽组织生长不良,新生毛细血管较单伤组和 pUDKH 组明显减少,晚期创面愈合较慢,其愈合时间较单伤组和 pUDKH 组延迟 1 周左右。本项研究表明,HGF 基因能明显促进放射复合创伤创面的愈合。具体表现在促进创面区肉芽组织的生长、肉芽组织内成纤维细胞增殖、毛细血管的生成及促进表皮角质层的形成和再上皮化过程。pUDKH 组创面愈合速度较伤照组提前 1 周左右。

携带肝细胞生长因子的重组腺病毒(adenovirus hepatocyte growth factor,Ad-HGF)修饰的骨髓基质干细胞(bone marrow stromal cells,BMSCs)对实验性 2 型糖尿病大鼠创面修复的作用。采用密度梯度离心法体外分离、培养雄性 Wistar 大鼠 BMSCs,取第 3 ~5 代 BMSCs 以转染复数 100 转染 Ad-HGF 后备用。取 20 只雌性 Wistar 大鼠以高脂、高糖饲料加小剂量链脲佐菌素(streptozotocin,STZ;30 mg/kg)腹腔注射建立实验性 2 型糖尿病模型,并在大鼠背部两侧分别制备一直径为 1.5 cm 的圆形创面。根据治疗方法不同将大鼠随机分为 4 组，每组 5 只 10 个创面：单纯 BMSCs 治疗组（A 组）、单纯 Ad-HGF 治疗组（B 组）、Ad-HGF 修饰的 BMSCs 治疗组（C 组）及溶剂对照组（D 组），创面制备即刻将相应细胞、病毒悬液及溶剂行创面边缘多点注射，每个创面 0.3 ml。注射后观察创面愈合情况，记录愈合时间，并于 21 d 检测创面的横径和纵径。7、28 d 行 HE 染色观察组织愈合情况。3、7、14、28 d 分别用酶联免疫法和荧光分光光度计检测羟脯氨酸和糖基化终末产物（advanced glycosylation end products，AGEs）的含量。结果，创面组织 HE 染色与其他各组相比，C 组 7 d 时创面可见明显的上皮细胞迁移现象，胶原形成良好，可见明显炎症细胞浸润。28 d 创面新生表皮平整，胶原减少，有丰富的新生小血管。与其他各组相比，注射后 7、14 d，C 组羟脯氨酸含量明显增高（$P<0.05$），而 AGEs 含量在注射后 14、28 d 显著下降（$P<0.05$）。该篇文献提示，经 Ad-HGF 修饰的 BMSCs 异体移植可促进糖尿病大鼠创面修复。

**【不良反应】**

目前的结果均为动物观察情况。有一项研究指出，SCF 能保护患者防止急性肝衰竭。研究者为证实 SCF 是否能保护小鼠避免发生乙酰氨基酚过量用药时所致的肝损害，同时向小鼠投药 SCF 与对乙酰氨基酚，其肝损害要比单独投对乙酰氨基酚的啮齿类要轻。但是研究者告诫，简单地将 SCF 注射到有肝病的患者体内，会活化免疫细胞而引起严重的变应性反应。该产品还没有产业化。

### 2.3.2.5 血管内皮生长因子与创面愈合

血管内皮生长因子（vascular endothelial growth factor，VEGF；或称血管内皮细胞生长因子），早期亦称作血管通透因子（vascular permeability factor，VPF），是血管内皮细胞特异性的肝素结合生长因子（heparin-binding growth factor），可在体内诱导血管新生（induce angiogenesis in vivo）。1989 年美国的两家生物科技公司的科学家分别成功纯化与鉴定人的 VEGF 蛋白，并克隆与测定了其基因序列，证明 VPF 与 VEGF 是同一基因编码的同一蛋白。目前 VEGF 有 6 个亚型(isoforms):VEGF-A、VEGF-B、VEGF-C、VEGF-D、VEGF-E 和 VEGF-F;其分子量从 35 000~44 000 不等,每个亚型特异性地与 3 个"血管内皮生长因子受体"(VEGFR-1、VEGFR-2 及 VEGFR-3)的特定组合相结合。VEGF 是高度保守的同源二聚体糖蛋白。2 条分子量各为 24 000 的单链以二硫键组成二聚体。VEGF 分解的单体无活性,去除 N2 糖基对生物效应无影响,但可能在细胞分泌中起作用。由于 mRNA 不同的剪切方式,分别产生出 VEGF121、VEGF145、VEGF165、VEGF185、VEGF206 等至少 5 种蛋白形式,其中 VEGF121、VEGF145、VEGF165 是分泌型可溶性蛋白,能直接作用于血管内皮细胞促进血管内皮细胞增殖,增加血管通透性,被认为是 VEGF 临床应用的基础。

血管内皮细胞生长因子(VEGF)

### 2.3.2.6 胰岛素样生长因子与创面愈合

胰岛素样生长因子(insulin-like growth factors,IGF)是一类多功能细胞增殖调控因子,在细胞的分化、增殖、个体的生长发育中具有重要的促进作用。1957 年,Salmon 和 Daughaday 在研究生长激素(growth hormone,GH)的过程中,首先发现给予切除垂体的大鼠 GH 后其血清能刺激 35S 渗入体外培养的软骨中,但培养液中直接加入 GH 却没有作用,故认为 GH 本身不能直接刺激软骨生长,而是通过一种"硫酸化因子"起作用的,这种因子后来被称为生长调节素。1963 年,Froesh 等发现血清中对肌肉和脂肪细胞的胰岛素样作用只有小部分被胰岛素的抗血清抑制，剩下不被抑制的胰岛素样活性物质可溶于酸化的乙醇中，并命名为 NSILAS，即不被抑制的胰岛素样活性物质（NSILAS）。1972 年，Pieron 和 Temin 从牛血清中纯化出一种能刺激细胞分裂的因子，命名为“增殖刺激活性物质”。在上述 3 个实验完成后，人们发现了上面 3 种物质所具有的不可抑制的胰岛素样活性及生长刺激作用。1978 年，随着分子生物学技术的发展，人们纯化出两种形式的 NSILAS（Ⅰ、Ⅱ）并发现其结构与胰岛素原相似，分别命名为胰岛素样生长因子Ⅰ、胰岛素样生长因子Ⅱ（IGF-Ⅰ、IGF-Ⅱ），以强调它们与胰岛素结构的同源性。同时证实了“硫酸化因子”和“增殖刺激活性”与 IGF 为同一蛋白多肽家族的成员。IGF 家族由两种低分子多肽（IGF-Ⅰ、IGF-Ⅱ）、两类特异性受体及 6 种结合蛋白组成。IGF-Ⅰ是一个有 70 个氨基酸的单链碱性蛋白，分子量为 7 649，耐热；而 IGF-Ⅱ则为一含 67 个氨基酸的单链弱酸性蛋白，分子量为7 471，对 0.1% 十二烷基硫酸钠（sodium doolecylsulfate，SDS）稳定。两者 70% 以上同源，与人类胰岛素原的结构和功能约 50% 相似。IGF 的生物学功能是通过与特异性的靶细胞表面的受体结合而实现的。已发现结构完全不同的两种 IGF 受体：IGF-Ⅰ受体和 IGF-Ⅱ受体（即甘露糖-6 磷酸受体），分别又称Ⅰ型受体、Ⅱ型受体。前者结构与胰岛素受体（insulin receptor，IR）相似，由 α 和 β 两个亚基构成 $\alpha_2\beta_2$ 四聚体的糖蛋白，α 亚基是配体结合部位，β 亚单位具有内在的酪氨酸激酶活性而无酪氨酸酶活性。IGF 及胰岛素（insulin，Ins）对 IGF 受体亲和力大小顺序为：对 IR 表现为 Ins>IGF-Ⅰ>IGF-Ⅱ；对 IGF-Ⅰ受体，IGF-Ⅰ>IGF-Ⅱ>Ins；对 IGF-Ⅱ受体，IGF-Ⅱ>IGF-Ⅰ，而 Ins 与之无交叉反应。

IGF 与其他的生长因子不同，在细胞外液、细胞培养液中都与特异性的结合蛋白（binding proteins，BPs）结合，以无活性的复合物形式存在。到目前为止，已发现 6 种形成（IGFBP1、IGFBP2、IGFBP3、IGFBP4、IGFBP5、IGFBP6），其特征性的结构构成了一个分泌蛋白家族，均为低分子肽类，50% 结构相似。它们与两种 IGF 都具高亲和力，而不与胰岛素结合。在血液及组织液中以 IGFBP3 含量最高，血液循环中 80% 以上的 IGF 与 IGFBP3 结合而成 150 000 的三分子复合体（一个不稳定酸亚单位，一个结合亚单位和 IGF 肽）。IGFBP2、IGFBP5、IGFBP6 与 IGF-Ⅱ有较高的亲和力，IGFBP1、IGFBP3、IGFBP4 与 IGF-Ⅰ和 IGF-Ⅱ亲和力相似。IGFBP 具有延长血液循环中的 IGF 半衰期和稳定 IGF 血清浓度的作用。正常情况下，IGF 与其结合蛋白的亲和力大于或近似等于与其受体的结合，加之高亲和力受体低表达，使少量游离 IGF 与大量 IGF/IGFBP 复合物处于平衡状态。普遍认为至少有 3 种机制参与了 IGF 激活：①平行移动，在特殊情况下如生长发育阶段或机体受损时，高亲和力受体大量表达，竞争 IGF，使其与结合蛋白分离；②IGF 或 IGFBP 的化学修饰，例如磷酸化，使两者亲和力下降，复合物解离；③结合蛋白的水解酶特异性水样 IGFBP，释放出游离的 IGF。

IGF-Ⅰ与 IGF-Ⅱ具有相似的结构和体外活性，但体内的生物学效应不尽相同。IGF 的生物学功能不只局限于有丝分裂刺激作用，它们也能诱导分化或促进分化功能的表达。其精确的生物学效应取决于细胞发育的状态及其他激素或生长因子的存在。尤其是在不同的组织、不同生长发育期，IGF-Ⅰ和 IGF-Ⅱ的作用及水平有一定差异。IGF-Ⅰ依赖于 GH，可促进体外培养的多种细胞增殖，促进蛋白质和 DNA 合成。机体许多组织细胞均能自分泌和旁分泌 IGF-Ⅰ。而 IGF-Ⅱ被称为出生前的主要生长因子，不需生长激素调节，在多种组织器官中表达。

来自临床的研究显示，在妊娠期间，母体血液循环中 IGF-Ⅰ浓度逐渐增加，胎儿体内的 IGF-Ⅰ大约于孕 15 周可以检测。脐动脉和脐静脉中 IGF-Ⅰ及 IGFBP1 水平相似，两者无明显差异，表明母体和胎儿体内的 IGF-Ⅰ的分泌是独立的，IGF-Ⅰ可能不通过胎盘。有学者检测了脐血 IGF-Ⅰ的浓度，结果显示：宫内发育迟缓胎儿脐血中 IGF-Ⅰ较适于胎龄儿低约 40%，而大于胎龄儿 IGF-Ⅰ又较适于胎龄儿高 8%～10%。IGFBP1 在早产儿及小于胎龄儿中明显升高且与出生体重呈负相关。也有报道 IGF-Ⅰ的血清水平与新生儿出生时体重、身长均呈正相关，而作为出生前的主要生长因子，

IGF-Ⅱ与新生儿身长、体重并无明显相关性，并在出生后迅速下降。Arsio通过脐血管穿刺的方法测定了131例孕龄19~40周脐血中IGF-Ⅰ的浓度，结果IGF-Ⅰ与孕龄呈正相关。总之，IGF对胎儿的作用机制尚不十分清楚，但其在胎儿生长发育方面的作用已得到人们普遍认同。

从遗传学角度研究同样证实了上述观点。编码IGF-Ⅰ和IGF-Ⅱ基因突变鼠孕10.5 d开始就出现了生长抑制，并且新生突变鼠出生时的体重仅为野生种正常体重的30%。另有报道：IGF-Ⅰ和IGF-Ⅱ都缺乏的小鼠或IGF-ⅡR和IGF-ⅠR都缺陷的动物不仅侏儒的表现更严重，仅为野生小鼠体重的45%，而且还有明显的肌肉再生不良，骨骼肌中纤维细胞数减少及严重的皮肤再生不良。出生时常死于呼吸衰竭。总之，每一种IGF及IGF受体的表达都是正常胚胎及胎儿生长所必需的，并表明两者缺一时，很少有另一成分呈上调补偿。

1988年Daughaday指出，出生后人血浆的IGF-Ⅰ与IGF-Ⅱ浓度呈反相关，可能的机制为：①两者竞争IGF BP3。②两者都抑制GH分泌，而GH对IGF-Ⅰ正调控；IGF-Ⅱ通过对GH起作用间接抑制IGF-Ⅰ的分泌。可以设想，正是因为IGF-Ⅰ和IGF-Ⅱ的相互制约才能使机体反应达到平衡。IGF-Ⅰ随生长发育变化的过程受GH和其他生长因子调节，出生后IGF-Ⅰ表达水平增加的组织也与GH相关，表达水平下降的组织与特异因子相关。有关IGF-Ⅰ-GH轴的大量研究，新近的观点认为，GH刺激肝分泌IGF-Ⅰ，IGF-Ⅰ反过来抑制GH。血液循环中的IGF与结合蛋白的复合物构成了血液循环中IGF-Ⅰ的主要储存库，由GH调节着其循环水平。过去的体细胞介质学说认为，在机体线性生长过程中GH的大部分作用是由血液循环IGF-Ⅰ所介导的，但发现GH可刺激啮齿类动物肝及其他组织局部产生IGF-Ⅰ，即IGF-Ⅰ的自分泌或旁分泌作用对正常生长都很重要。有研究者观察了热量及蛋白质摄入不足所致的小儿营养不良，使用动物实验进行了分子生物学研究。结果表明：营养不良引起小儿生长停滞，身材矮小的关键是IGF-Ⅰ在基因转录水平降低，肝细胞 IGF-Ⅰ mRAN 水平下降,血浆 IGF-Ⅰ含量减少,清除速度过快。作用的机制可能为 GH 对 IGF-Ⅰ基因表达的调控作用。因此,IGF-Ⅰ与小儿的生长发育关系十分密切。

此外,Urderwood 报道了应用 IGF 治疗 GH 不敏感的矮小身材患者,包括 Laron 综合征和 GH 缺乏者。Laron 综合征患者缺乏 GH 受体,对 GH 不起反应,这类患者 IGF-Ⅰ水平很低,生长缓慢,但血液循环 GH 水平高,这是 IGF-Ⅰ对 GH 反馈抑制减弱所致。而 GH 基因缺陷者误将 GH 识别为外来蛋白,产生大量抗体,使机体对 GH 的反应减弱或消失。应用 GH 治疗 Laron 综合征男孩 1 例,生长速度无任何改善,但使用 IGF-Ⅰ治疗 2 年,以 10 cm/年的速度长高。此外,有研究表明:GH 本身并非生长所直接必需的,所有被描述为由 GH 所致的身高发育实际上都是由 IGF-Ⅰ完成的。

IGF 的研究是当今细胞生物领域的热点,日益受到重视。它将可能成为人类探索生命奥秘的重要突破。IGF 与人类胚胎开始到个体生长发育都有密切关系。但 IGF 对许多系统组织的作用还仅是体外实验及动物实验结果,因此还有许多有关 IGF 工作需进一步深入研究。

(程　飚　付小兵　徐庆连　赖　文　苏永涛　孔亚男　朱美抒　刘亦舒　刘宏伟　许鹏程　李　佳　李永林　吴　攀　黄　沙)

胰岛素样生长因子(IGF)

# 3 生长因子/细胞因子在创面治疗中的应用实例

## 3.1 生长因子/细胞因子创面治疗的总则

### 3.1.1 用药规范

#### 3.1.1.1 合理清创

在充分清创前提下，使创面露出新鲜的组织，让药物有机会与细胞和创伤组织直接接触；创面如有感染，应积极治疗，控制感染。

#### 3.1.1.2 创面不残留蛋白变性物质

使用可使蛋白质变性的消毒剂（含乙醇的碘酒、过氧化氢等）给创面消毒后，需要用生理盐水将创面残留的消毒剂冲洗掉。

#### 3.1.1.3 药物直接接触创面组织

保证药物与创面新鲜组织直接接触，如进行干敷、湿敷、滴洒、冲洗、喷洒时，需根据创面和治疗节点灵活选用；若与其他药物联用，比如银离子敷料，需先应用生长因子，再用其他药物。

#### 3.1.1.4 争取每天给药、足量给药

蛋白药物活性在创面局部维持时间有限，注意要对创面进行足量、均匀地施药。给药间隔每天不少于1次，有条件可1 d多次给药（例如糖尿病足溃疡创面）；若间隔多日才能换药，给药时应适当加大剂量；在配合负压封闭引流使用时，药物停留于创面的时间每次不少于30 min。

生长因子（GF）在各类创面的治疗中虽然显示出较好的疗效，但对感染创面的促愈合作用不明显。因此，创面感染的程度是影响

生长因子发挥作用的重要因素，例如烧伤创面或其他慢性创面病例均表现出良好的愈合效果，无效病例中多为感染创面，且创面感染程度越重，愈合时间越长。这一现象可能是创面表层所存在的坏死组织和细菌生物膜造成的，创面组织炎症浸润、组织坏死可致使局部组织生长因子的释放减少，创面表层的坏死组织分泌物紧密覆于创面，使局部应用的生长因子无法穿透该层组织，或分泌物中存在某些酶致使生长因子降解或失活而起不到促进创面愈合的作用。因此，外科的清创术与创面抗感染是加速创面愈合的基础，而应用生长因子是促进创面愈合的前提条件，在应用生长因子前，应采取必要的抗感染措施并及早去除创面表层坏死组织，再进行生长因子治疗，可望获得更为理想的效果。慢性创面在应用依济复治疗时，首先应重视慢性溃疡的病因治疗，如控制糖尿病、改善微循环障碍等。

## 3.1.2 生长因子/细胞因子创面治疗的指南

成纤维细胞生长因子（FGF）已被美国创面愈合协会（Wound Healing Society，WHS）和欧洲创面管理协会（European Wound Management Association，EWMA）推荐用于难愈性溃疡的治疗。日本整形专家 Sadanori Akita 在专著《烧伤整形外科图谱》中以单独章节介绍了碱性成纤维细胞生长因子（bFGF）抑制瘢痕的临床应用。碱性成纤维细胞生长因子所制成的新药在创面愈合过程中对血管新生、肉芽组织形成、毛囊再生具有重要意义。中国烧伤外科的专家们正积极撰写中国生长因子创面应用的专家共识，中华医学会烧伤外科分会等已发布《外用生长因子促进创面愈合临床指南（2017 版）》（见附录）。

目前的应用方式：外用剂型，包括液体、冻干粉、凝胶等。

其中冻干粉溶解后应用存在的缺陷包括：①所用剂型易流失，生物半衰期较短；②稳定性差，受创面环境影响大，易被创面蛋白酶降解而失活；③避免瘢痕发生的用药止点不清楚；④最佳的用药间隔暂不明确。

其他一些将来可能应用的方式包括：①促进细胞释放 GF；②转

基因细胞，将 GF 基因转染修饰种子细胞，种植于真皮替代物的表面；③局部转基因，采用 GF 的重组体；④控制释放，利用明胶水凝胶或聚合电解质络合物（如壳聚糖等多聚阳离子）将 bFGF 包埋其中，由此延长局部释放或作用时间，可显著促进创面愈合。

《外用生长因子促进创面愈合临床指南》（2017 版）

## 3.2 生长因子/细胞因子在创面治疗中的具体应用

### 3.2.1 冻干粉类制剂的实际操作及典型病例

#### 3.2.1.1 冻干粉类制剂的实际操作方法

aFGF 冻干粉在室温下可存放 180 d；建议在 2 ~ 8 ℃ 的冷柜中避光、密封保存，3 年内其生物活性不改变。

（1）干敷　适用于渗液较多的创面或腔隙内创面。直接将冻干粉捣碎平铺于创面（用量以铺满为度）。

（2）湿敷　适用于创面换药。将冻干粉和稀释剂混合后浸润纱布，将纱布覆盖于创面。

（3）滴洒（喷雾）　适用于术中大创面快速用药。将多瓶冻干粉溶于一瓶稀释剂中，均匀滴洒在创面上（图 3.1）。

（4）冲洗　适用于采用负压封闭引流处理的创面（图 3.2）。每平方厘米的用药量不少于 100 U，每次用药时保持药液停留在创面的时间不少于 30 min。

（5）注意事项　手术室用药应严格遵守无菌操作原则。临床操作时还应注意以下一些事项:①使用喷涂前尽量用生理盐水将创面冲洗干净,避免遗留的消毒药液或过氧化氢(双氧水)等成分影响药效;②粉、液充分摇匀;③在距创面有一定高度进行喷涂,尽可能均匀;④严格按照规定的浓度喷涂患处。

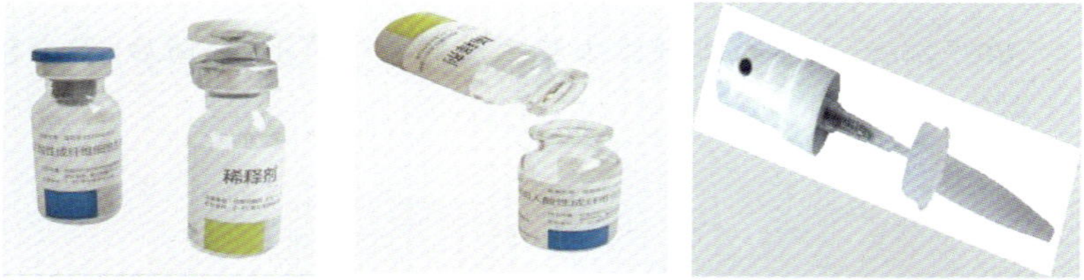


1.将铝塑组合打开　2.将溶剂倒入冻干粉混合　3.拔掉喷雾泵的保护罩

4.将喷雾泵安装在混合药液的瓶上　　5.放置于冰箱中备用

图3.1　滴洒(喷雾)剂的配制方法

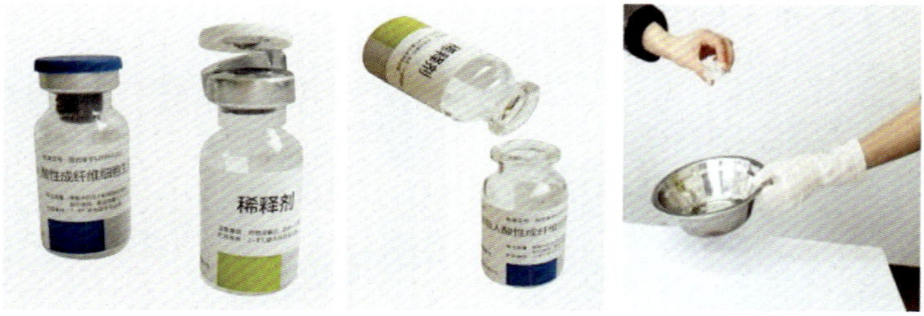


1.遵循无菌操作原则将铝塑组合打开　2.将溶剂倒入冻干粉混合　3.倒入容器备用

图3.2　生长因子粉剂的配制及使用方法

### 3.2.1.2 典型病例

**【典型病例 3.1】**

患者男性,49 岁。临床观察单位:中国人民解放军某医院。

诊断:左下肢烫伤后溃疡。创面面积:60 $cm^2$。创面存在时间:8 周。

治疗方法:用酸性成纤维细胞生长因子(aFGF)换药后 42 d 愈合(图 3.3、图 3.4)。

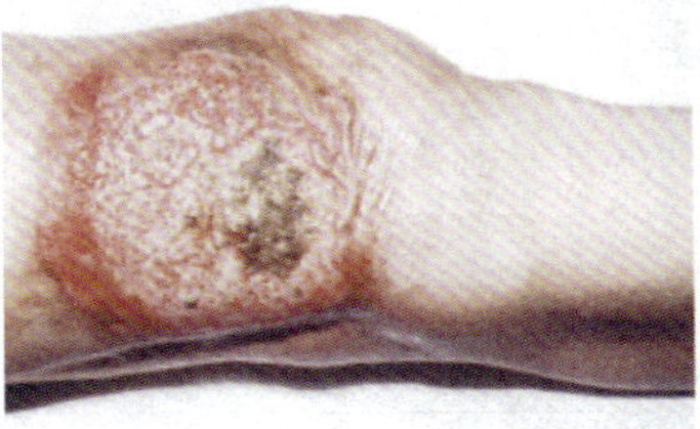

图 3.3 用药前创面情况

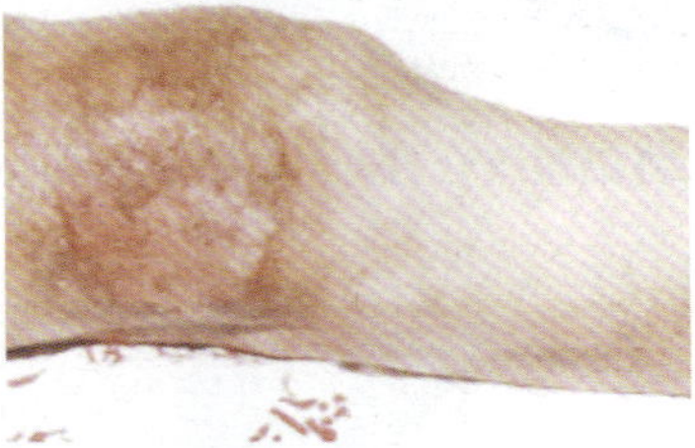

图 3.4 用药后 42 d 创面愈合情况

**【典型病例 3.2】**

患者男性,52 岁。临床观察单位:上海某医院。

诊断:右下肢溃疡。创面面积:80 $cm^2$。创面存在时间:9 周。

治疗方法:用酸性成纤维细胞生长因子(aFGF)换药后 29 d 愈合(图 3.5、图 3.6)。

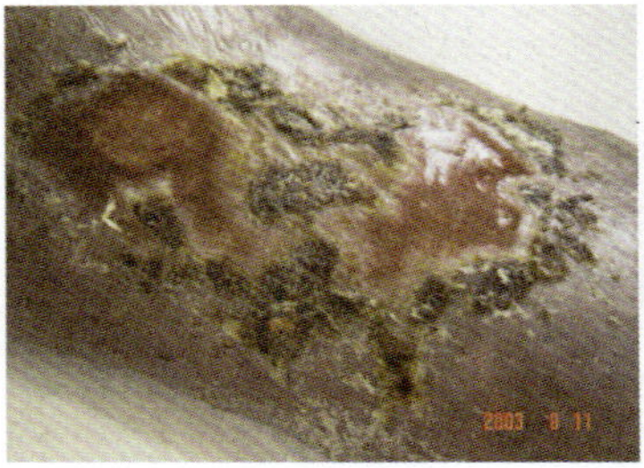

图 3.5 用药前创面情况

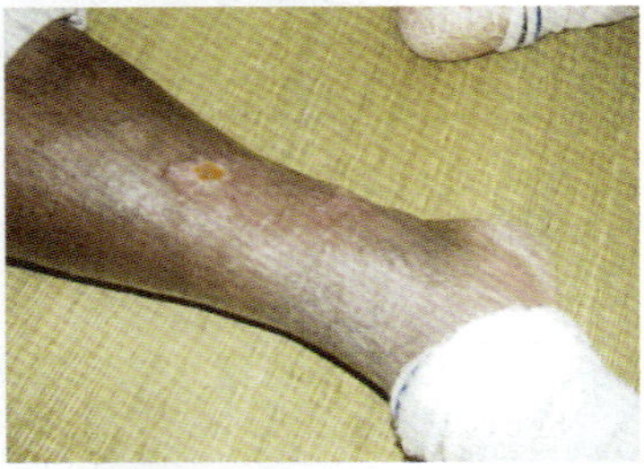

图 3.6 用药后 29 d 创面愈合情况

**【典型病例 3.3】**

患者男性,46 岁。临床观察单位:北京某医院。

诊断:左上肢残余创面。创面面积:500 $cm^2$。创面存在时间:138 d。

治疗方法:用酸性成纤维细胞生长因子(aFGF)换药后 12 d 愈合(图 3.7、图 3.8)。

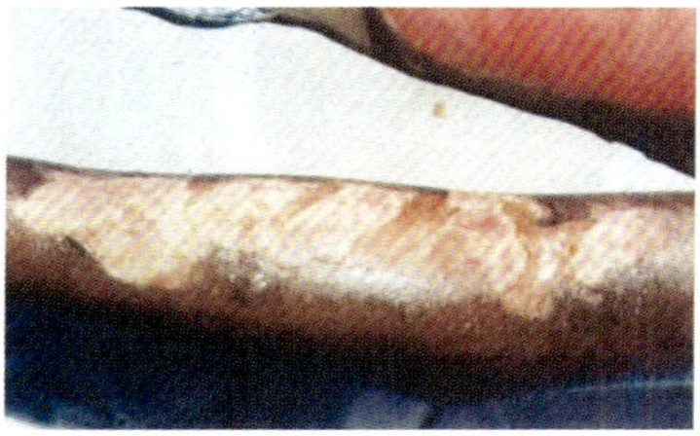

图 3.7 用药前创面情况

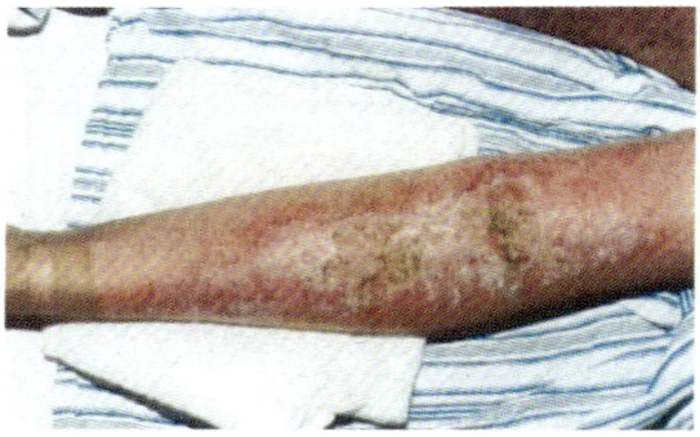

图 3.8 用药后 12 d 创面愈合情况

**【典型病例 3.4】**

患者女性,53 岁。临床观察单位:北京某医院。

诊断:右小腿静脉慢性溃疡。创面面积:7.56 $cm^2$。创面存在时间:5 年。

治疗方法:用酸性成纤维细胞生长因子(aFGF)换药后 28 d 愈合(图 3.9、图 3.10)。

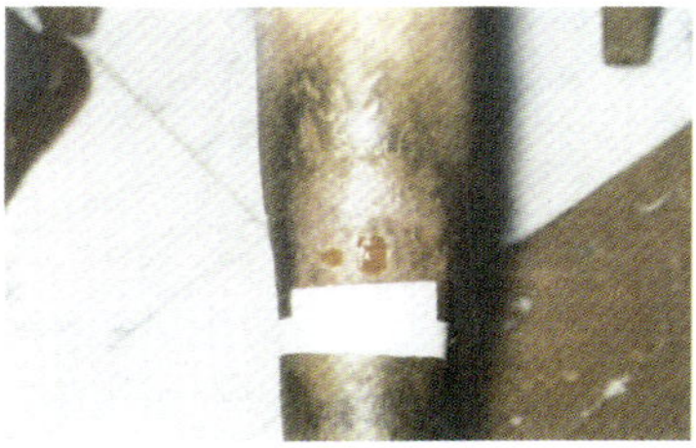

图 3.9 用药前创面情况

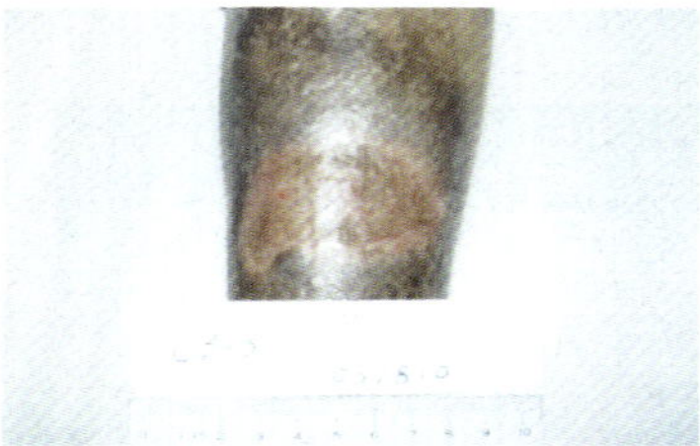

图 3.10 用药后 28 d 创面愈合情况

**【典型病例3.5】**

患者女性,39岁。临床观察单位:北京某医院。

诊断:左小腿皮肤慢性溃疡。创面面积:16.63 $cm^2$。创面存在时间:70 d。

治疗方法:用酸性成纤维细胞生长因子(aFGF)换药后35 d愈合(图3.11、图3.12)。

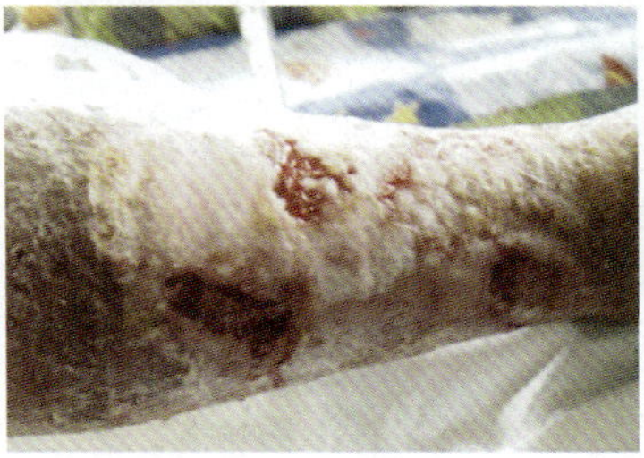

图3.11 用药前创面情况

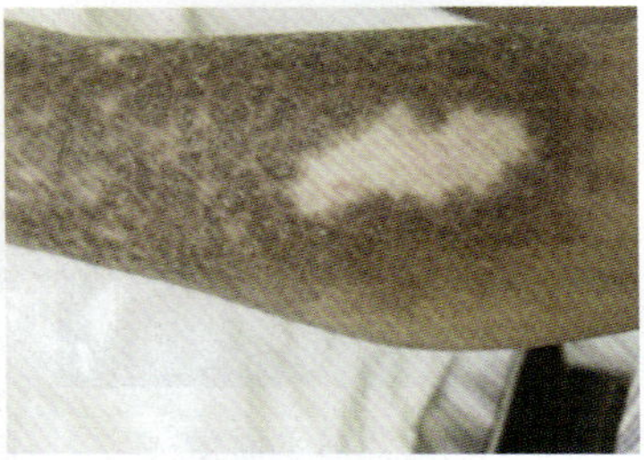

图3.12 用药后35 d创面愈合情况

**【典型病例3.6】**

患者男性,35岁。临床观察单位:中国人民解放军某医院。

诊断:左上肢残余创面。创面面积:13 $cm^2$。创面存在时间:62 d。

治疗方法:用酸性成纤维细胞生长因子(aFGF)换药后41 d愈合(图3.13、图3.14)。

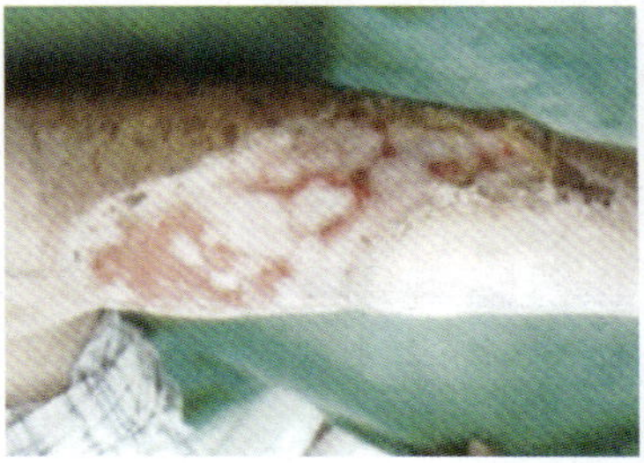

图3.13 用药前创面情况

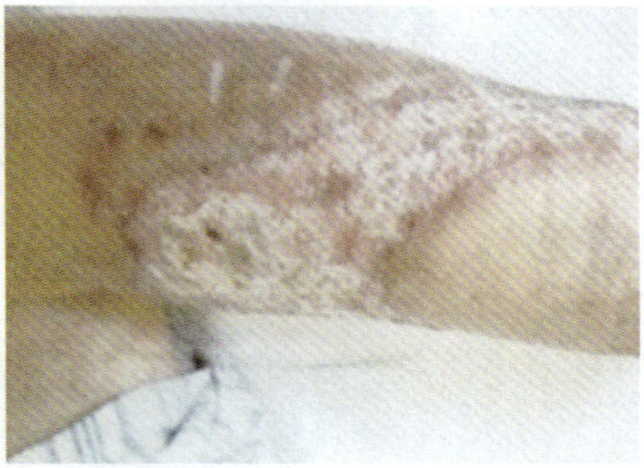

图3.14 用药后41 d创面愈合情况

【典型病例3.7】

患者男性,40岁。临床观察单位:天津某医院。

诊断:左腋前部粉瘤感染脓肿形成(切开引流)。创面面积:10 $cm^2$。创面存在时间:5 d。

治疗方法:用酸性成纤维细胞生长因子(aFGF)后5 d愈合(图3.15~图3.18)。

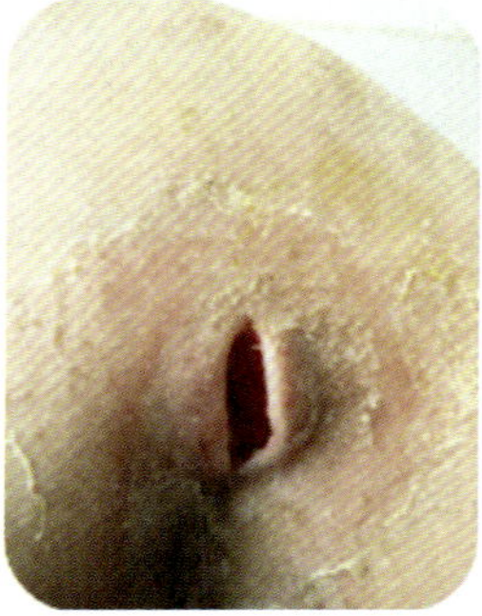

图3.15 用药第1天

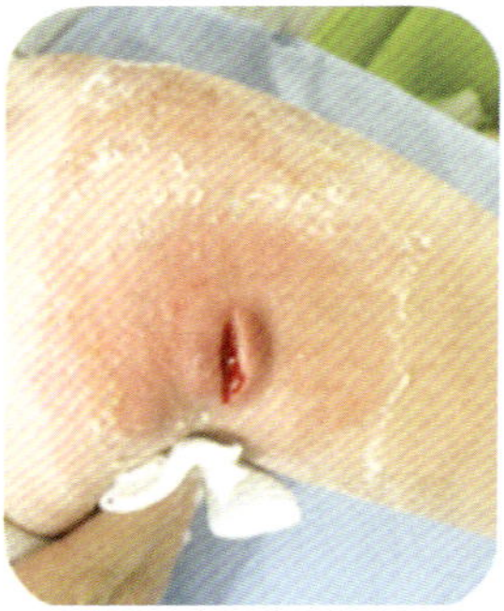

图3.16 用药第2天

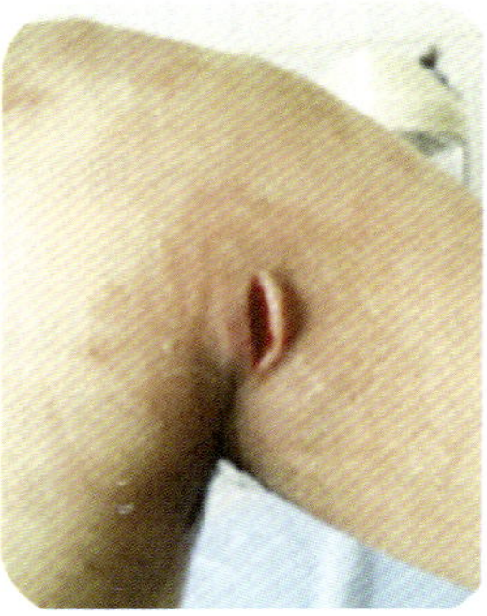

图3.17 用药第3天

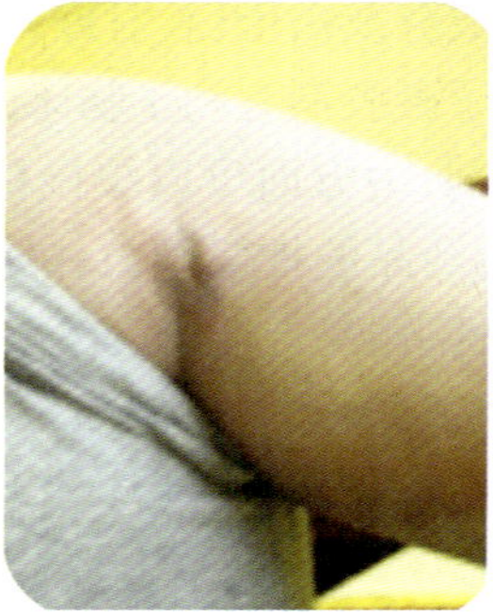

图3.18 用药第5天

【典型病例3.8】

患者男性,41岁。临床观察单位:广州市某医院。

诊断:先天性左下肢动静脉瘘。创面面积:96 $cm^2$。创面存在时间:3 年。

治疗方法:用酸性成纤维细胞生长因子(aFGF)配合负压封闭引流后 10 d 愈合(图 3.19 ~ 图 3.21)。

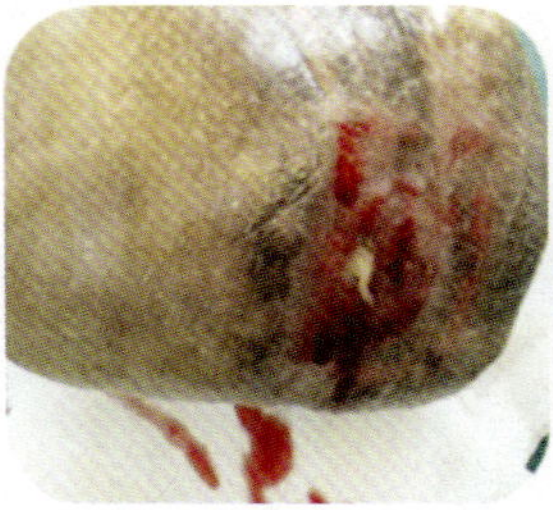

图 3.19 第 1 次用药

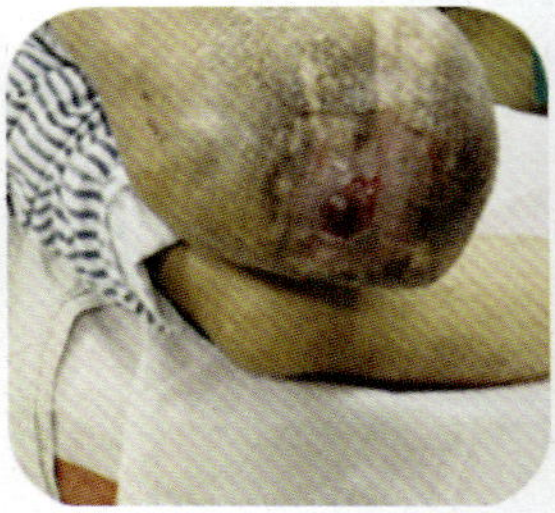

图 3.20 第 2 次用药

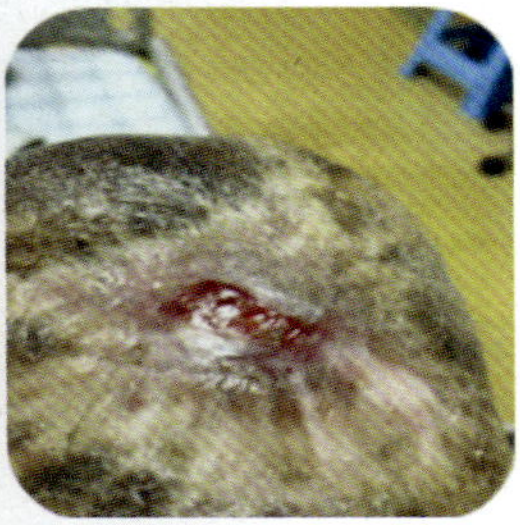

图 3.21 第 3 次用药

## 3.2.2 凝胶类制剂的实际操作及典型病例

由于国内上市的生长因子水溶液剂(喷雾剂),存在有效期短、不易运输、易污染、患者依从性差等缺点,故将重组生长因子蛋白与一些基质成分及白蛋白、甘露醇等形成复方保护剂均匀混合,制成的生长因子凝胶剂有利于临床的应用。

凝胶剂,一方面可以缓慢释放,作用持久,减少用药次数,稳定性好,延长药品的货架寿命,降低患者的经济负担;另一方面,对创面无刺激性,用药方便,完全水溶易清除,可封闭创面以避免感染,有保湿、润滑作用,避免创面粘连,减轻疼痛,符合临床无痛治疗的医学发展潮流。因此,具有广泛的临床应用前景和良好的经济效益及社会效益。

### 3.2.2.1 凝胶类制剂的实际操作方法

(1)一般创面　常规清创后,用生理盐水清洗创面,取适量本品,均匀涂于患处。需要包扎者,则将本品均匀涂于适当大小的消毒纱布内层,覆盖于创面,常规包扎,每日 1 次或遵医嘱。推荐剂量:每 100 $cm^2$ 创面使用本品 10 g(以凝胶重量计)。

如果创面有感染,需优先控制感染或联合使用抗感染药物。

(2)激光治疗后创面的应用 ①清洗待治疗区域:先用生理盐水清洗创面,后用消毒液冲洗擦拭,最后用生理盐水清洗残留消毒剂(图 3.22)。②激光治疗:激光治疗后产生创面(图 3.23)。③创面止血:激光治疗结束,无菌纱布轻压止血(图 3.24)。④创面用药:用无菌棉签将表皮生长因子凝胶均匀涂在创区,厚度 3 ~ 5 mm(图3.25),再将表皮生长因子凝胶均匀涂于创面(图 3.26),适当晾干,约 5 min(图 3.27)。

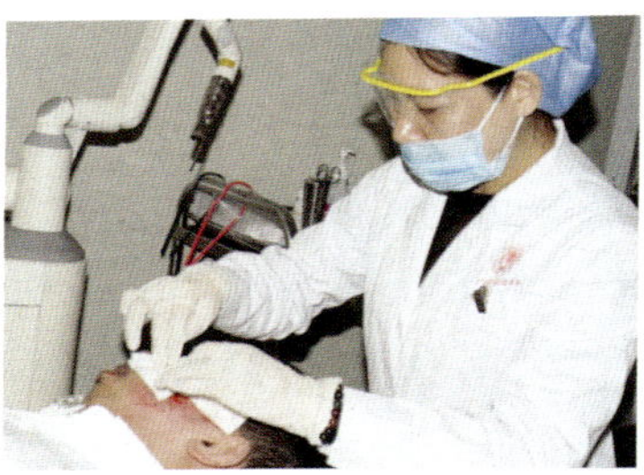

图 3.22 清洁创面

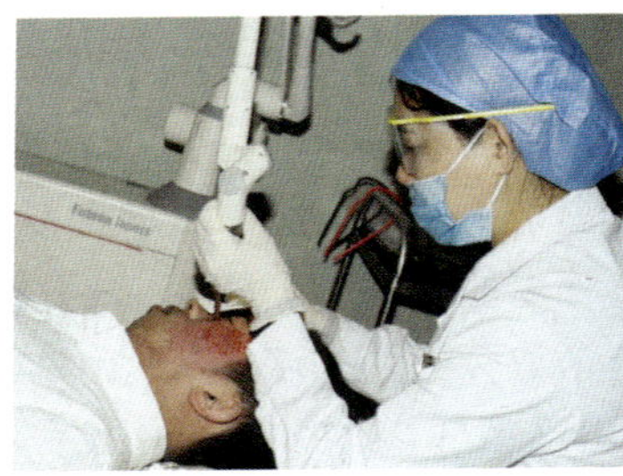

图 3.23 激光治疗产生创面

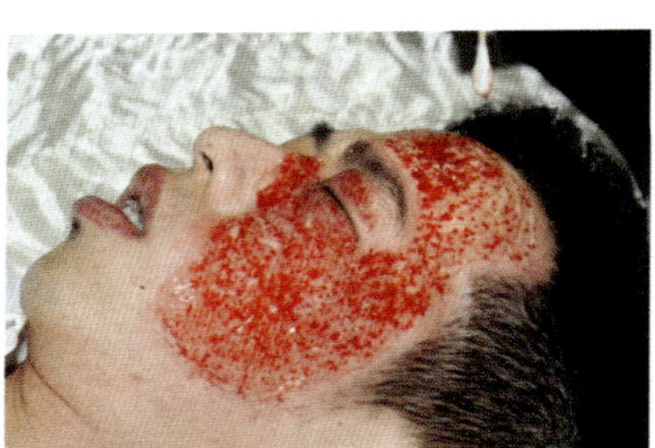

图 3.24 用无菌纱布轻压止血

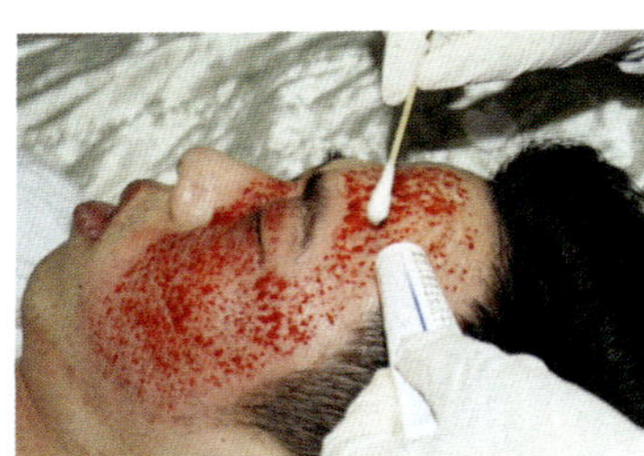

图 3.25 用无菌棉签将表皮生长因子凝胶均匀涂在创区

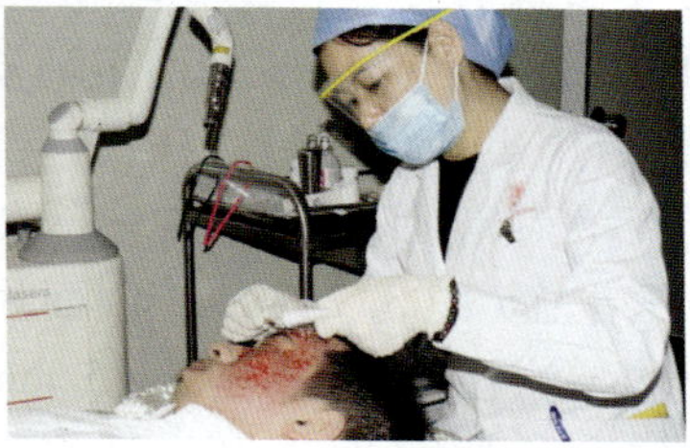

图 3.26 将表皮生长因子凝胶均匀涂于创面

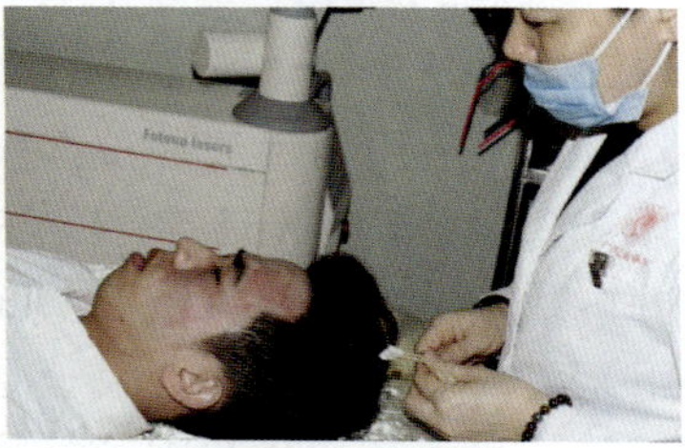

图 3.27 创面适当晾干(5 min)

### 3.2.2.2 典型病例

**【典型病例 3.9】**

患者女性,28 岁。临床观察单位:中国人民解放军某医院。

诊断:左面部太田痣。治疗时间:5 年,6 次。

治疗方法:1064 激光治疗太田痣,配合使用表皮生长因子(EGF)(图 3.28、图 3.29)。

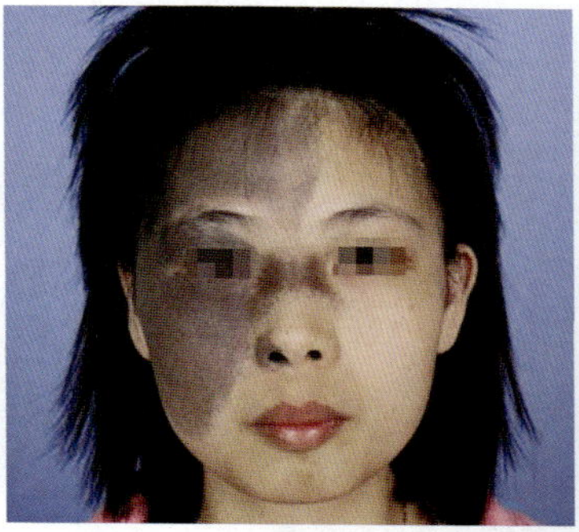

图 3.28 治疗前

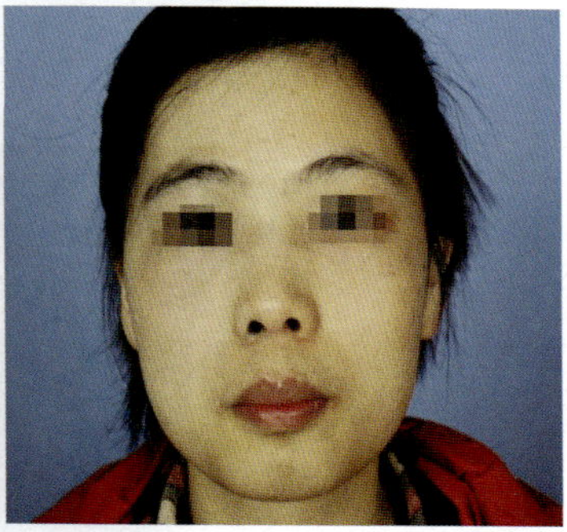

图 3.29 治疗后

**【典型病例 3.10】**

患者女性,18 岁。临床观察单位:中国人民解放军某医院。

诊断:左面部太田痣。治疗时间:4 年,10 次。

治疗方法:1064 激光治疗太田痣,配合使用表皮生长因子凝胶

(EGF)(图 3.30、图 3.31)。

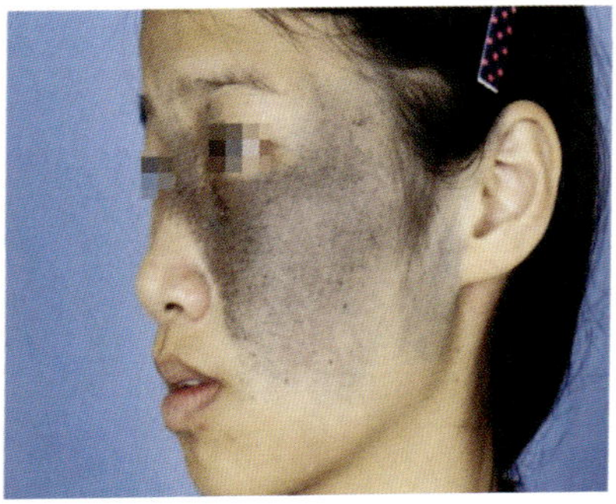

图 3.30　治疗前

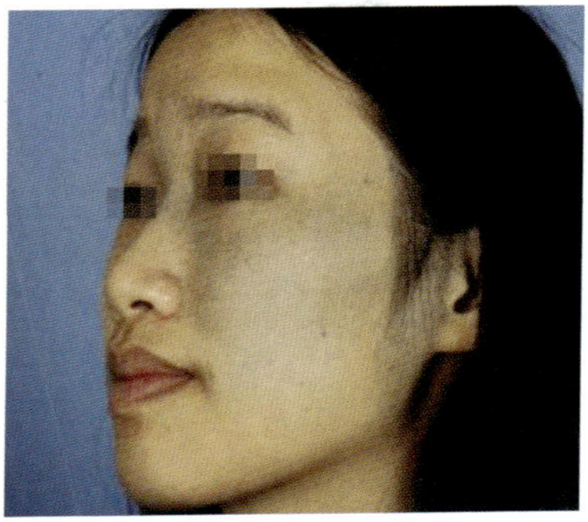

图 3.31　治疗后

**【典型病例 3.11】**

患者女性,20 岁。临床观察单位:中国人民解放军某医院。

诊断:右下肢烧伤。治疗时间:3 周。

治疗方法:用表皮生长因子(EGF)治疗(图 3.32 ~ 图 3.35)。

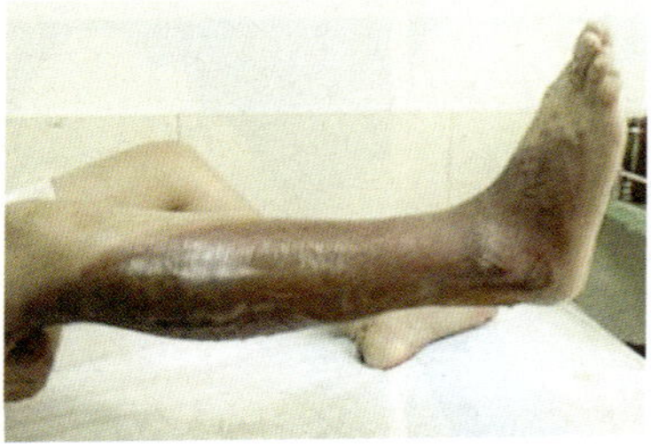

图 3.32　烧伤当天

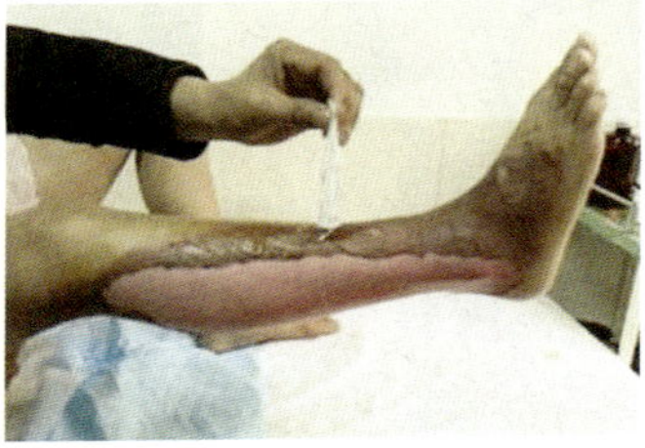

图 3.33　烧伤后 6 d

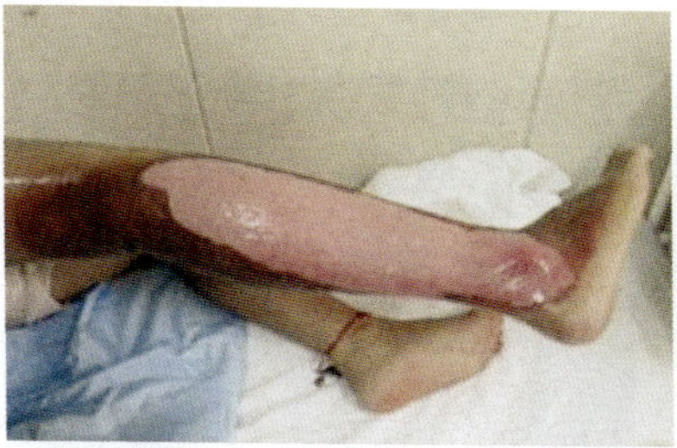

图 3.34　烧伤后 9 d

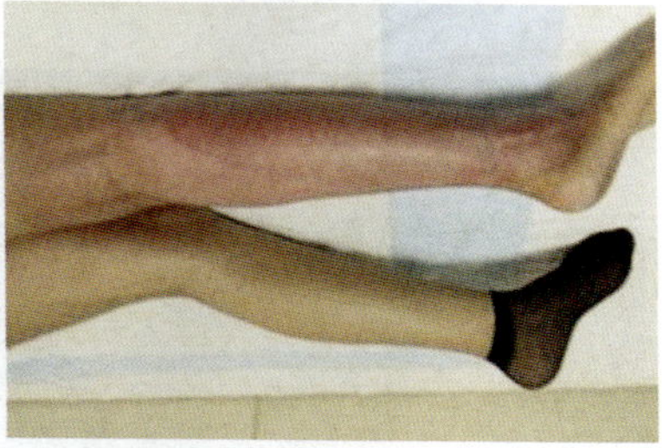

图 3.35　烧伤后 3 周

【典型病例 3.12】

患者男性,65 岁。临床观察单位:北京某医院。

诊断:右脚糖尿病足。右脚溃烂且较深,体质较差,基础疾病多。治疗时间:4 个月。

治疗方法:用表皮生长因子凝胶+莫匹罗星+红外线照射治疗,治疗 1 个月后创面基本愈合,出现结痂。治疗 4 个月后创面恢复良好,且无瘢痕(图 3.36 ~ 图 3.38)。

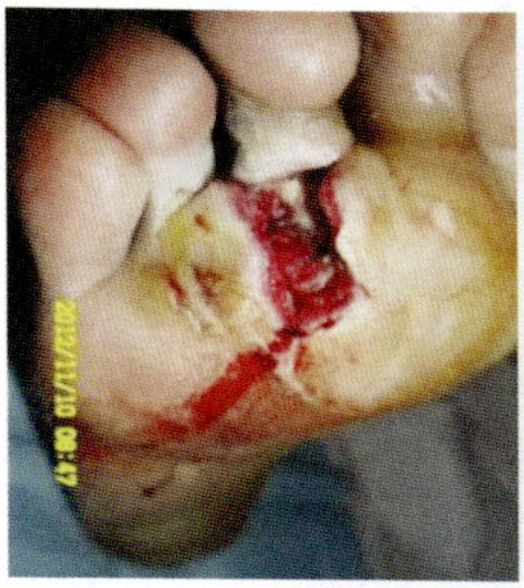

图 3.36　右脚糖尿病足

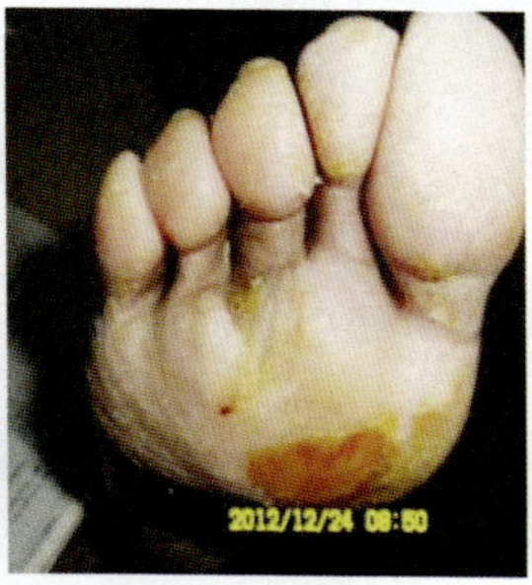


图 3.37　治疗 1 个月后

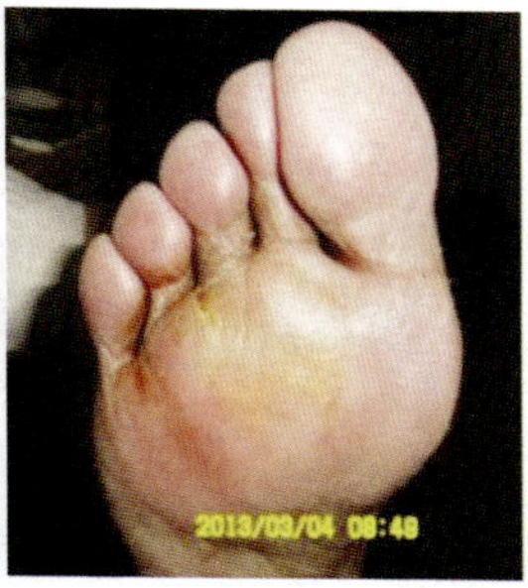


图 3.38　治疗 4 个月后

【典型病例 3.13】

患者男性,23 岁。临床观察单位:北京某医院。

诊断:头颈部大面积烧伤。治疗时间:1 个月。

治疗方法:用表皮生长因子凝胶涂抹+莫匹罗星治疗,治疗 20 d

后新肤长出、结痂。治愈后结痂明显消退，留有淡红色斑片（图3.39～图3.41）。

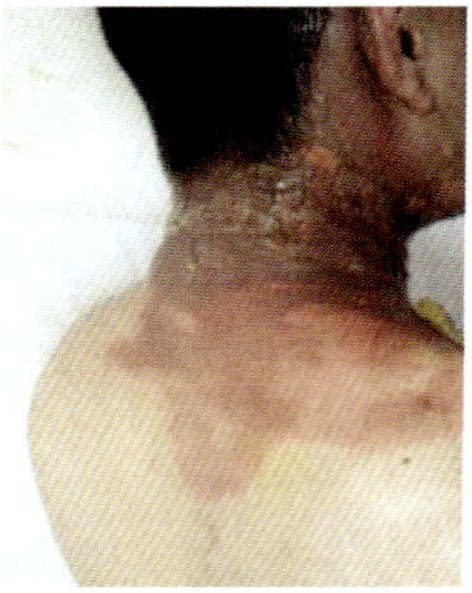

图3.39　头颈部大面积烧伤

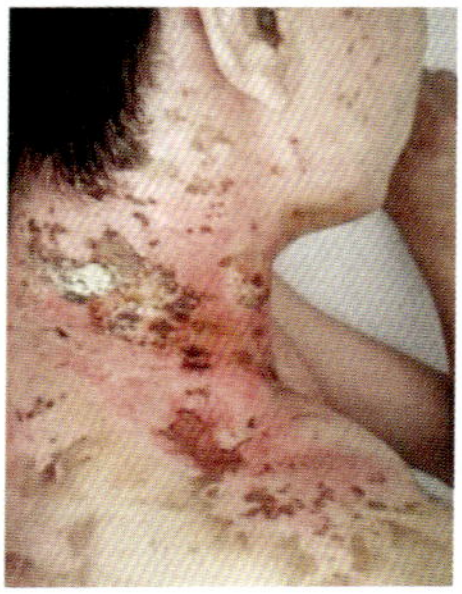

图3.40　治疗20 d后

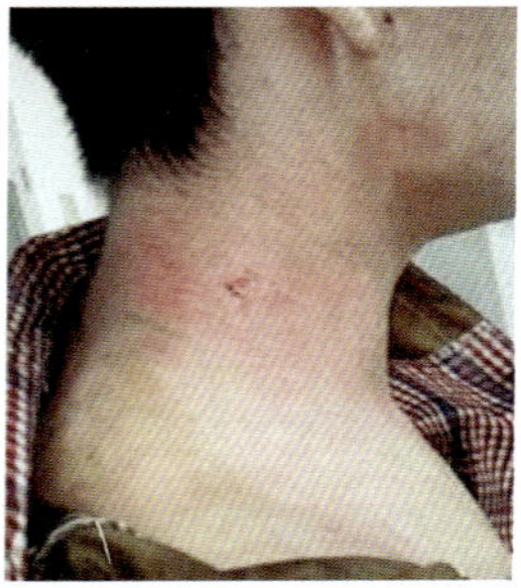

图3.41　治愈后

【典型病例3.14】

患者男性，3岁。临床观察单位：中国人民解放军某医院。

诊断：臀部开水烫伤。治疗时间：3周。

治疗方法：表皮生长因子凝胶涂抹+白克瑞治疗。就诊当天涂抹表皮生长因子凝胶，治疗3周后创面愈合（图3.42～图3.44）。

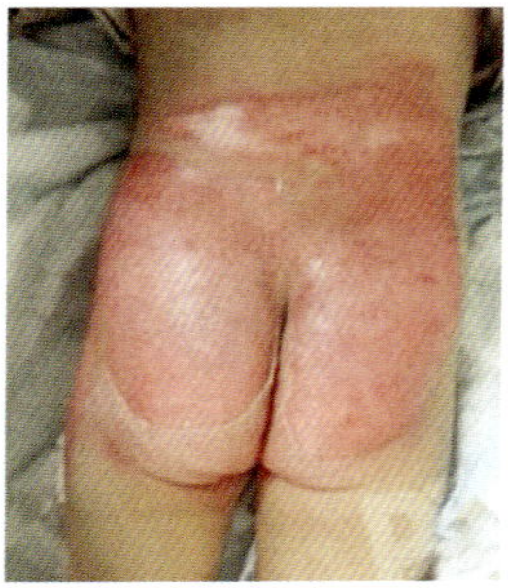

图3.42　臀部烫伤当天

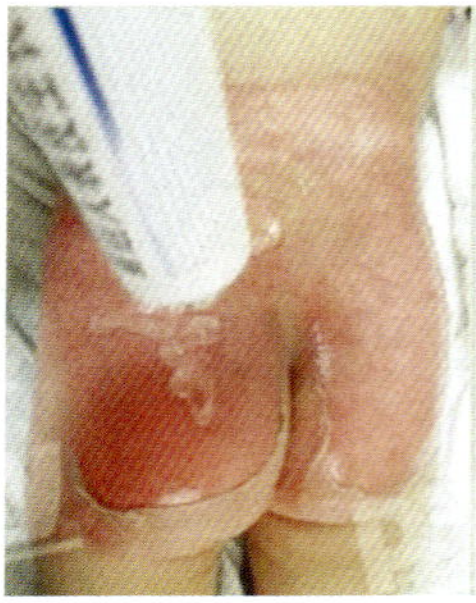

图3.43　当天涂抹表皮生长因子凝胶

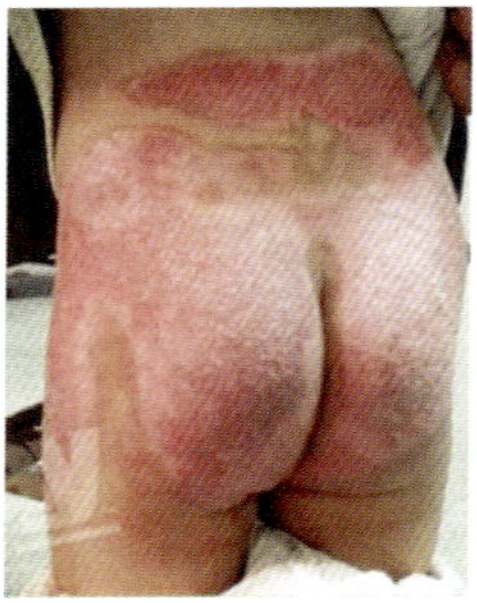

图3.44　3周后治愈

【典型病例 3.15】

患者男性,34 岁。临床观察单位:中国人民解放军某医院。

病情描述:患者被人用铁锤打伤鼻部,鼻部皮肤开裂,双侧鼻腔出血,出血量较多。

诊断:鼻部皮肤裂伤、鼻骨骨折、鼻中隔骨折。治疗时间:11 d。

治疗方法:局部清创缝合,常规抗感染、消肿治疗后,行鼻骨骨折复位术,每日消毒后涂抹表皮生长因子凝胶。伤后 1 周创面平整,伤后 11 d 创面基本愈合,暂时未见瘢痕增生(图 3.45 ~ 图 3.47)。

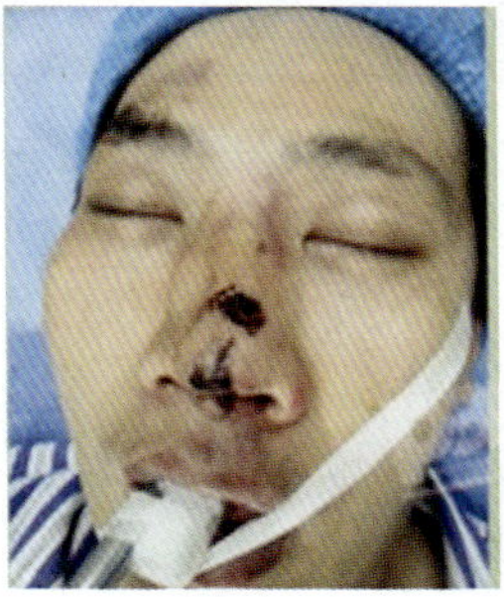

图 3.45　鼻外伤当天

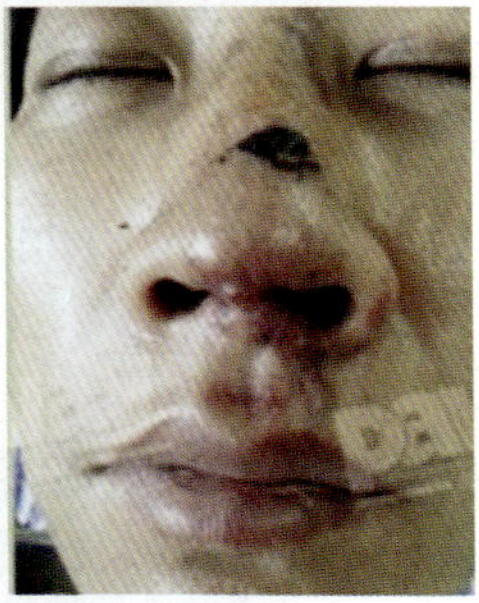

图 3.46　伤后 1 周创面平整

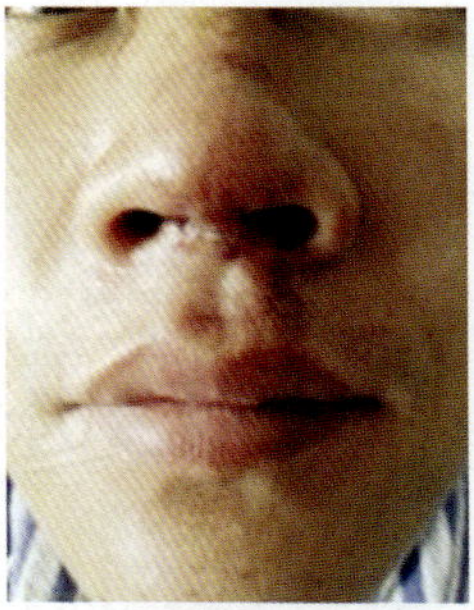

图 3.47　伤后 11 d 创面基本愈合

【其他典型病例】

其他典型病例见图 3.48 ~ 图 3.53。

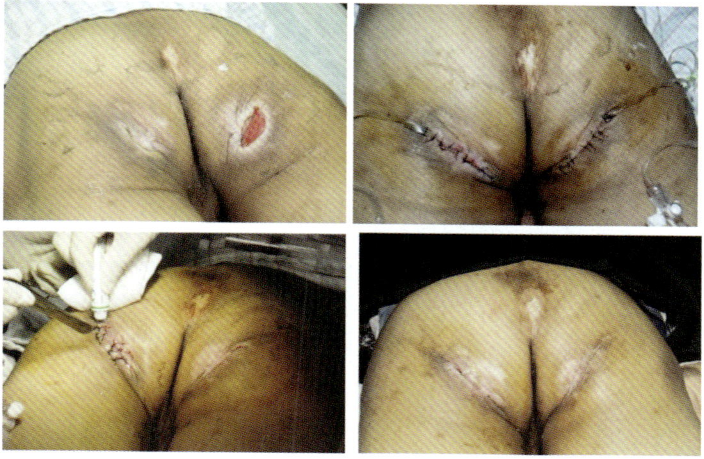

图 3.48　双侧坐骨结节压疮

行皮瓣修复，引流口残留窦道，应用 GM-CSF 凝胶，2 周后创面闭合

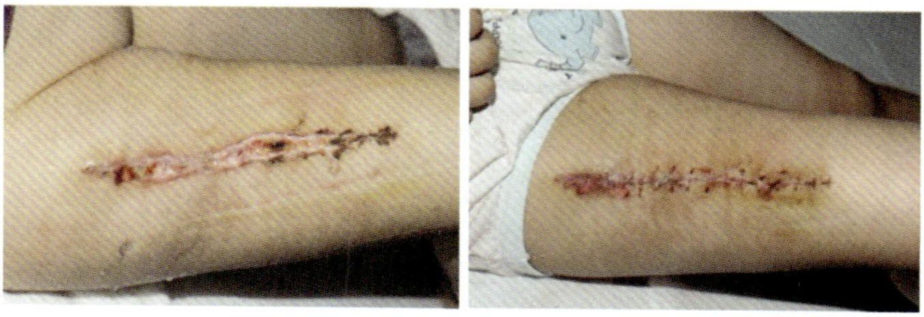

图 3.49　右大腿外侧术后创面裂开

外用 GM-CSF 凝胶，2 周后创面闭合

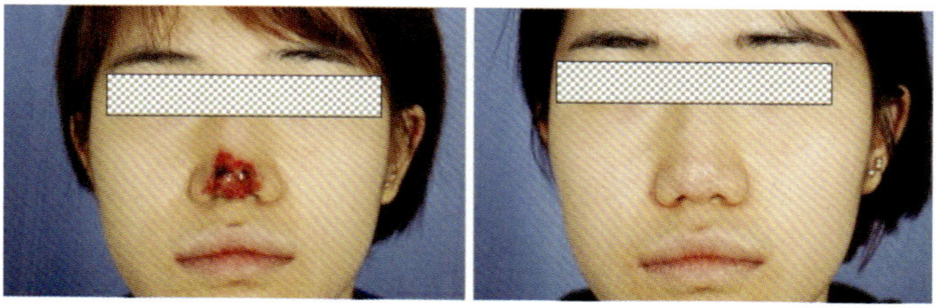

图 3.50　因面部注射透明质酸不慎造成鼻头坏死

给予 GM-CSF 凝胶外用 4 周后，创面闭合，修复效果较为理想

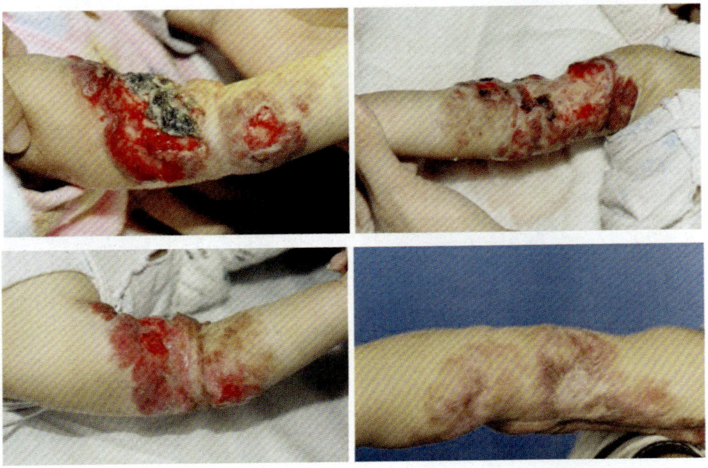

图 3.51　右上肢血管瘤

注射栓塞剂后皮肤坏死，外用 GM-CSF 凝胶，6 周后创面闭合

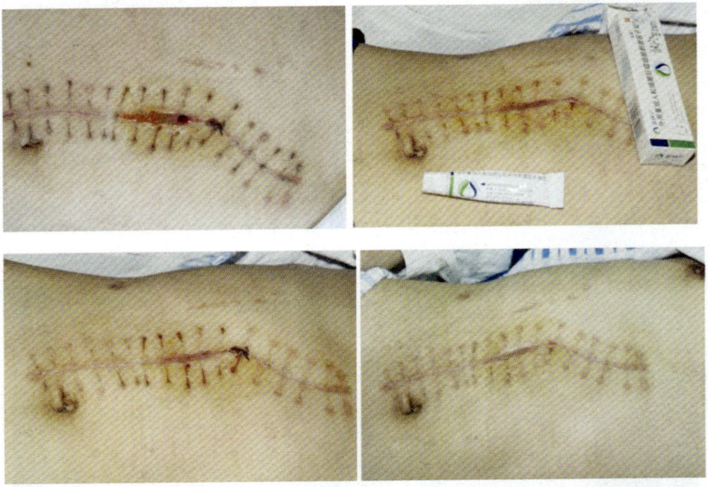

图 3.52　腹部手术后创面裂开，形成窦道

外用 GM-CSF 凝胶，2 周后创面闭合

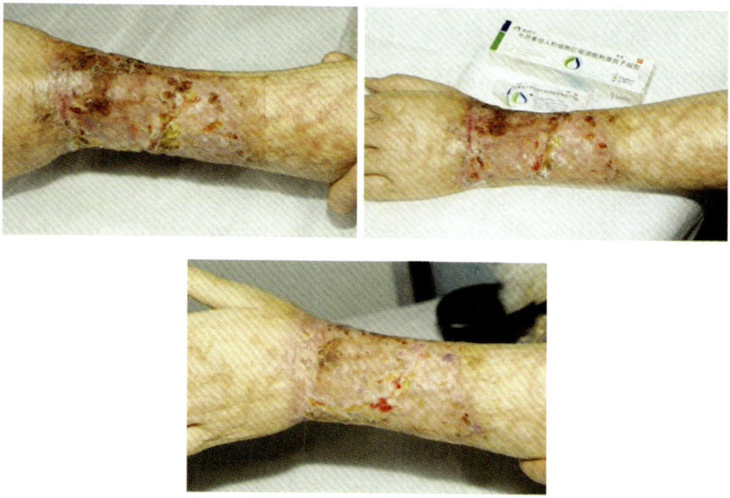

图 3.53　左上肢瘢痕松解植皮术后，部分创面愈合欠佳
外用 GM-CSF 凝胶，3 周后创面闭合

## 3.2.3　联合使用或与其他疗法的共同使用

### 3.2.3.1　多种生长因子的联合使用

在烧伤创面复杂的愈合过程中，多种生长因子共同调控着愈合过程，生长因子联合应用比单独应用更能有效地促进愈合。在深度创面愈合的过程中，早期肉芽组织的再生占主导地位，一旦肉芽组织进入成熟期，表皮化将更加显著。也有实验证实，烧伤创面交界部位的表皮生长因子（EGF）和表皮生长因子受体（EGFR）表达最强，在烧伤创面中心的肉芽组织表达次之，愈合部位表达最弱。故而 EGF 在交界部位能明显促进创面中心部位肉芽组织的表皮化，且在生长因子作用的研究中发现，部分生长因子的作用还具有相似性，能在修复过程中起到协同作用，更有效地加快整个愈合过程。外源性碱性成纤维细胞生长因子（bFGF）可通过对细胞的调控有效促进创面愈合，同时通过部分重建基底膜结构而减少瘢痕的形成。

有实验证明使用表皮生长因子有明显抑制创面收缩的作用。实验观察中还显示，重组人表皮生长因子(rh-EGF)组和重组人碱性成纤维细胞生长因子(rh-bFGF)组的创面愈合瘢痕均较对照组平整，联合用药组的瘢痕色泽及柔软度与其余组相比均有改善。但由于生长因子在用药不当时会产生一些不良反应，故生长因子在抑制瘢痕组织增生的剂量控制上是今后面对的难题之一。

国内学者为比较重组人酸性成纤维细胞生长因子(rh-aFGF)与碱性成纤维细胞生长因子(bFGF)联合负压创面治疗(negative pressure wound therapy，NPWT)手段治疗烧伤残余创面的有效性及安全性，将入选的47例烧伤残余创面患者，随机分为治疗组($n=24$)与对照组($n=23$)。治疗组给予负压封闭引流联合rh-aFGF治疗，负压封闭引流治疗后继续给予rh-aFGF换药治疗；对照组则给予负压封闭引流联合bFGF治疗，负压封闭引流治疗后继续给予bFGF换药治疗。随访8周评估烧伤创面的愈合情况。结果发现，治疗组完全愈合时间、10 d愈合率分别为(14.4±3.7) d、83.3%，优于对照组的(16.7±4.2) d、56.5%($P<0.05$)；治疗组皮片存活面积(98.7%±3.8%)大于对照组的(92.2%±1.4%)($P<0.05$)。两组并发症、瘢痕控制方面比较差异无统计学意义($P>0.05$)。均未发生明显不良反应。

### 3.2.3.2 生长因子与负压治疗联合使用

有学者观察表皮生长因子溶液冲洗联合负压封闭引流装置治疗深二度烧伤创面。纳入四肢深二度烧伤患者60例，年龄18～60岁，烧伤创面面积5%～10%，随机分为治疗组和对照组。两组均采用负压封闭引流技术治疗，分别以表皮生长因子溶液(治疗组)或生理盐水(对照组)，进行每日2次负压装置的冲洗。伤后第5、10、15天更换负压装置，并观察体温变化、创面愈合率及创面完全愈合时间。研究发现，治疗组11例(36.7%)患者出现发热，较对照组(12例，40.0%)差异无统计学意义($\chi^2=0.071$，$P=0.791$)。治疗组第10、15天创面愈合率(0.47670±0.02783和0.78070±0.02599)，明显高于对照组(0.42570±0.02445和0.73130±

0.02945)，创面总体愈合时间[(19.27±1.82)d]短于对照组[(23.10±2.07)d]，差异均有统计学意义($P<0.05$)。治疗前，治疗组和对照组分别有5例和6例患者创面分泌物细菌培养阳性，治疗后两组均有2例未愈创面，其分泌物细菌培养结果均为阴性。本项研究结果表明：表皮生长因子溶液作为负压装置冲洗剂配合负压封闭引流能促进深二度烧伤创面愈合，提高负压封闭引流技术在深二度烧伤创面的疗效。

有学者为探究负压创面治疗配合重组人表皮生长因子(rh-EGF)冲洗液治疗大面积软组织缺损的情况，选择符合条件的软组织缺损患者46例，采用隐匿数字随机法分为两组：对照组($n=23$)患者采用传统换药+植皮，观察组($n=23$)患者在对照组基础上采用负压封闭引流技术配合重组人表皮生长因子冲洗液治疗，比较两组平均皮瓣转移面积、二次手术处理时间、创面愈合时间、住院费用、引流情况及感染控制情况。结果发现，观察组平均皮瓣转移面积小于对照组，平均二次手术处理时间、创面愈合时间明显短于对照组，住院费用少于对照组($P<0.05$)。观察组引流通畅率为91.30%，感染控制率为95.65%，明显高于对照组($P<0.05$)。说明负压封闭引流配合重组人表皮生长因子冲洗液可缩短创面愈合时间，提高引流效果，降低治疗成本，是大面积软组织缺损患者经济、实用的治疗方法。负压吸引及重组人表皮生长因子的双重作用，促进了局部肉芽组织的快速生长和创面的快速愈合，脉冲式吸引可保持创面湿润，使重组人表皮生长因子与创面有充分的接触时间，从而达到预期的效果，同时也节省了医疗费用，但在治疗前需确保清创彻底，保持创面密封及引流通畅，给予必要的营养支持方可获得满意的效果。

一项关于使用负压创面治疗联合重组人酸性成纤维细胞生长因子(rh-aFGF)治疗难愈性创面的有效性及安全性的报道，纳入3个研究中心194例深二度烧伤、三度烧伤、糖尿病足溃疡、血管性慢性溃疡患者，根据随机数字表、多中心分层随机方法分为两组，治疗组98例，对照组96例。治疗组采用创面负压封闭引流技术，同时在引流前、引流中给予重组人酸性成纤维细胞生长因子冲洗治疗。对照组采用负压封闭引流治疗，同时在围引流期给予生理盐水冲洗。连续治疗15 d，观察创面愈合情况。结果发现，联合负压封闭引流治疗过程中，重组人酸性成纤维细胞生长因子干预后肉芽组织生长评分显著高于对照组[(2.6±1.5)分与(1.9±1.4)分，$P=0.027$]。此外，治疗组完全愈合时间[(14.6±5.2)d]比对照组[(19.5±7.9)d]短，治疗组住院时间[(13.4±4.7)d]明显短于对照组[(16.4±5.2)d]，引流后残余创面面积[(15.4±1.9)$cm^2$]明显小于对照组[(19.3±2.1)$cm^2$]，两组比较差异具有统计学意义($P<0.05$)。此外，远期随访显示，重组人酸性成纤维细胞生长因子有利于降低愈合后创面感觉异常发生率，两组比较差异具有统计学意义($\chi^2=25.16$，$P=0.000$)。这项研究提示，负压封闭引流与重组人酸性成纤维细胞生长因子联合治疗可显著促进肉芽组织生长，两者联合治疗可作为难愈性创面重要的治疗方案。另一组病例研究中，观察组应用rh-aFGF持续冲洗合并负压封闭引流进行55例溃疡难愈性创面的患者联合治疗。负压封闭引流的内层成分以多聚乙烯醇PVA泡沫为主，用其填充骨与肌腱外露部位及难愈性皮肤溃疡创面，用透明生物医用半透贴膜封闭难愈性皮肤溃疡创面后，调节间断式工作模式，工作6 min，停2.5 min，负压设定为-60.00～-46.67 kPa(-450～-350 mmHg)，连续负压封闭引流治疗10 d，rh-aFGF冲洗液配制比例为5支rh-aFGF加入1 000 ml/d，其浓度为200 U/ml，对照组除冲洗液为生理盐水外，其余操作条件与观察组相同。记录在采用生长因子和负压封闭引流后创面的外露面积，并通过公式——(治疗前创面外露面积-治疗后创面外露面积)/治疗前创面外露面积×100%计算创面愈合率，用细空针注水法系测量伤腔容积，计算治疗前后伤腔容积差值，得出伤腔容积减少值。结果显示，观察组皮肤溃疡创面在植皮或者短期换药后愈合，对照组皮肤溃疡创面要经过皮瓣移植或较长时间换药才有好转。两组创面愈合率、伤腔容积减少值比较，差异有统计学意义($P<0.05$)。相关文献报道，65 U/$cm^2$左右剂量浓度发挥的创面愈合效果最好。临床医师应结合rh-aFGF这

一特点用药，不能盲目追求疗效加大剂量。

为观察负压封闭引流联合碱性成纤维细胞生长因子（bFGF）治疗Ⅲ期压疮的疗效，有研究纳入60例符合入选标准的Ⅲ期压疮患者，将其随机分成两组，每组30例。试验组应用负压封闭引流联合牛碱性成纤维细胞生长因子进行治疗，对照组进行负压封闭引流治疗。比较两组治疗后第3天、第7天引流液蛋白含量，第14天、第21天的创面缩小率及创面愈合时间。结果试验组治疗后第3天、第7天引流液蛋白含量，第14天、第21天的创面缩小率及创面愈合时间分别为（5.6±0.5）g/L、（7.2±0.6）g/L，（20.6%±3.5%）、（35.9%±4.0%）及（47.7±3.6）d，对照组上述指标分别为（2.7±0.4）g/L、（3.1±0.5）g/L，（14.6%±2.7%）、（20.7%±3.8%）及（59.6±4.1）d，两组结果比较差异均有统计学意义（$P<0.01$）。证实负压封闭引流联合碱性成纤维细胞生长因子对治疗Ⅲ期压疮有一定效果。

另外，生长因子与负压联合使用在植皮创面也取得了一定效果。研究中回顾性调查了45例下肢慢性溃疡患者临床资料，患者均行手术清创联合网状自体皮片移植术，术后行闭合灌洗合并负压封闭引流技术，根据灌洗液的种类分为两组。治疗组（23例）采用浓度为$6\times10^5$ U/L人表皮生长因子作为灌洗液，对照组（22例）采用生理盐水作为灌洗液。观察两组患者的皮片成活率、创面愈合时间、术后14 d疼痛情况和愈合后6个月瘢痕情况。结果显示：与对照组相比，治疗组植皮皮片存活率高（$t=9.347$，$P<0.01$），溃疡创面愈合时间短（$t=4.561$，$P<0.01$），植皮术后14 d疼痛评分较低（$t=6.804$，$P<0.01$），术后6个月瘢痕评分低（$t=6.005$，$P<0.01$）。本项研究显示，下肢慢性溃疡创面网状植皮术后应用重组人表皮生长因子闭合灌洗联合负压封闭引流技术在减少患者疼痛、减轻瘢痕增生、提高愈合质量方面有一定的临床疗效，该方法有临床推广价值。

### 3.2.3.3 生长因子与先进敷料联合使用

含生长因子的创面敷料显示了良好的应用前景，其中以含表皮生长因子（EGF）的新型创面敷料为代表。水凝胶是以水为分散介质的凝胶，乃近年来发展起来的一种新型的创面敷料。与传统的敷料相比，水凝胶能改善创面的微环境，抑制细菌的生长，促进创面更好地愈合。

近年来，含生长因子创伤敷料（growth factors contained wound dressing，GFD）已经成为医用敷料领域发展的新亮点。它不仅克服了传统敷料性能单一的缺点，而且生长因子的加入还可以促进创面愈合、提高创面愈合效果。新型 GFD 以凝胶、海绵、膜、纤维为敷料的主要形态，多以天然生物材料、合成材料和半合成高分子为敷料的基质材料。人们已经在 GFD 的材料选择、制备方法及组织学实验等方面取得了很大进展，具有广阔的应用前景。为克服生长因子水剂在使用过程中流失过快、半衰期过短的缺点，人们将生长因子负载于医用敷料中制得 GFD。具有缓释给药系统的 GFD 不仅可使生长因子得到高效利用，而且可达到更为满意的创伤治疗效果。以 EGF 作为临床上大量使用的促进创面愈合、减轻瘢痕的基因工程药物，其有助于创面的愈合，经证实，外用 EGF 对健康受试者或烧伤患者均具有较好的耐受性和安全性。微球缓释给药体系是人们研究较多的药物缓释体系之一，通过利用高分子材料（通称囊材），将固体或液体药物（通称囊心物）包嵌，不仅可以延长疗效，并提高药物的稳定性，还可以改进某些药物的理化特性。明胶作为囊材，一方面是因为它特有的多孔结构使其具有良好的吸附性能，兼具良好的生物相容性和亲水性；另一方面，它在水溶液中会溶胀成凝胶状态，进而将包囊的药物释放出来，实现药物的控制释放。Ulubayram 等成功将 EGF 和微球 EGF 分别载入明胶泡沫中，得到含 EGF 的明胶聚氨酯双层敷料。组织学观察表明，EGF 含量为1 $\mu g/cm^2$时，两种 EGF 形式敷料几乎无差别；而当 EGF 含量为 15 $\mu g/cm^2$时，微球 EGF 敷料对创伤康复作用更加明显。这可能是由于前者 EGF 剂量过少，而后者剂量增加到原来的 15 倍，微球 EGF 缓释效果显著，EGF 能够持续有效地作用于创面。另外，他们还证实，此种敷料不会引起任何单核细胞浸润或无关反应，新生皮肤的结构几乎和正常皮肤相同。慢性创面愈合时间、愈合效果等是现在创面治疗所面临的另一个重要问题。已有文献报道，自组装多肽（self assembling peptide，SAP）纳米纤维是一种良好的小分子控释、缓释材料，同样具有良好的生物相容性和生物可降解性。利用纳米生物技术将自组装多肽纤维支架与 EGF 结合起来，能够形成稳定的创伤敷料。研究发现，只有当敷料与人皮肤等效物（human skin equivalents，HSE）直接接触时，EGF 才能从敷料中得以释放，同时敷料负载的生长因子能刺激创面快速愈合。

通常只使用 GFD 并不能达到满意的效果。若欲使敷料不仅具有加速创面愈合的性能，且具有抗菌性能，并保持良好的创面愈合微环境，则需联合使用抗菌剂。虽然有文献报道，磺胺嘧啶银（silver sulfadiazine，SSD 或 SD-Ag）对 EGF 活性和释放速度均有影响。但利用明胶-透明质酸泡沫为原料，分别将 SD-Ag 和 EGF 添加到泡沫材料，可得到含银抗菌剂和生长因子的泡沫敷料。如果仅载有 EGF 的敷料，EGF 失活速度过快；仅载有 SD-Ag 敷料，对促进表皮细胞分裂作用不稳定；而当 SD-Ag 和 EGF 同时使用时，敷料对表皮细胞生长的促进作用最为明显。这可能是因为 SD-Ag 起到抗菌的作用同时也能抑制表皮细胞分裂，从而影响了创面的愈合速度，两者协同作用使表皮细胞生长速度最佳。而后，有人利用 EGF 削弱 SD-Ag 在创面愈合过程中对角质形成细胞和 HaCaT 细胞（human keratinocyte cell line，人角质形成细胞系）的损伤进行相关研究。但专家提醒并建议，生长因子类的制剂不宜与银离子这类容易影响蛋白活性的制剂一起使用。

成纤维细胞生长因子（fibroblast growth factor，FGF）能够促进成纤维细胞的增殖，刺激血管新生，参与神经再生，增加局部 DNA 合成等。其中，酸性成纤维细胞生长因子（aFGF）和碱性成纤维细胞生长因子（bFGF）对组织的修复作用有一定差异。20 世纪 80 年代，Montesano、Herbert 和 Sudhalter 3 个研究小组先后发现，将 aFGF 负载于肝素中有较好的促进血管细胞生长和有丝分裂功能。90 年代末，Ono 等研究发现 bFGF 凝胶敷料不仅可以加速慢性创面愈合的速度，而且与生长因子水剂相比，可显著抑制创面挛缩的发生。

目前,创必复是经由我国食品药品监督管理总局批准的一类含有生长因子的敷料。创必复作为国家一类新药,乃国家“十五”重点攻关计划,“863”重大科技成果。创必复属于基因工程与蛋白纯化两大生物工程技术相结合而制成的一种生物活性材料,由碱性成纤维细胞生长因子(bFGF)和胶原蛋白(collagen)两类主要成分构成。生化指标包括:每片创必复含生物活性成分12 000 U,水分<3%,DNA残余量<100 pg/dose,无菌和致热原试验阴性。这种生物蛋白海绵是由 bFGF 和胶原蛋白复合而成疏松多孔海绵状材料,是一种新型医用活性材料生物蛋白海绵,本品以缓释的方式提供外源性 bFGF 作用于烧伤创面。由于创必复以生物蛋白海绵为载体缓慢释放生长因子,在促进软组织、软骨、骨组织、肌腱的损伤修复方面具有较好作用。同时,对防止肌腱粘连有一定效果。另外,在裸露肌腱、骨骼的创面上,应用创必复可保持一定湿润度,提高止血能力,加速肉芽组织生长,达到促进创面修复的目的。

目前,其适用的范围包括:①慢性难愈性创面,包括糖尿病性溃疡、放射性溃疡、压疮、瘘窦、黏膜溃疡和糜烂等;②新鲜创面,创面包括软组织物理性损伤(机械伤、冻/烧伤等)、激光治疗和各类外科手术后创面、实质脏器术中残腔(端)填塞、空腔脏器吻合口周围、神经损伤、(软)骨及肌腱损伤创面。

应用创必复治疗各类创面的研究中有一组 30 例,年龄 10~70 岁的报道。创面类型包括创伤性溃疡 12 例共 14 个创面,压迫性溃疡 9 例共 12 个创面,糖尿病性溃疡 6 例,放射性溃疡 3 例。共计 30 例 35 个创面中,既往创面的病程最短 30 d,最长 10 年未愈。应用创必复 2 周内愈合有 18 个创面,3 周内愈合有 5 个创面,4 周内愈合 9 个创面,超过 4 周愈合有 3 个创面。全组总有效率为 100%,4 周内总愈合率为 93.9%。在分析采用创必复对不同病因所致创面的愈合情况时,可见 14 个创伤性溃疡在治疗早期(2 周以内)愈合 13 个创面,占 92.9%,而糖尿病性溃疡和压迫性溃疡则分别为 75% 和 25%,与创伤性溃疡比较差异有统计学意义($P<0.05$)。由此推测,创必复对不同病因的慢性难愈合创面的疗效各异,创必复的主要成

分为胶原蛋白海绵和 bFGF。胶原蛋白作为 bFGF 的支架,使 bFGF 在机体受损部位缓慢释放。bFGF 是体内广泛存在的一类活性多肽,已证明对多种组织来源的细胞具有促分裂、维持生长、转化,甚至凋亡等作用。本项研究发现,慢性难愈合创面长期不愈合,除与原发疾病如创伤、下肢供血不足、糖尿病等有关外,还与创面本身修复内环境的改变,如内源性生长因子含量低下或因子受体活性下调等因素有关。

创伤、烧伤等创面外源性应用生长因子能够加速组织修复,可能与以下 3 方面的作用有关:①生长因子作为化学趋化剂,趋化炎症细胞与组织修复细胞聚集在创周,为创面杀菌及启动后期修复提供条件;②直接作用于组织修复细胞上的生长因子受体,通过其促分裂效应加速细胞周期转变来加速创面修复;③通过竞争作用,可以上调组织修复细胞上生长因子受体的活性,从而加快创伤修复信号的传递。

对于重度皮肤及软组织缺损并拒绝手术的 25 例患者,通过应用创必复进行临床治疗,并观察其疗效。其中 25 例患者中,男性 16 例,女性 9 例,年龄在 18～62 岁,均为外伤后创面,且未能一期闭合,或局部皮肤挫伤严重继发皮肤缺血、坏死,形成皮肤及皮下组织不同程度的创面缺损。18 例合并骨折,12 例合并肌腱断裂损伤,均一期行骨折复位内固定,肌腱一期吻合修复,患者均不同意接受皮片、皮瓣等手术方法来闭合创面。治疗方法采取清创术后创面换药,局部常规氯己定或碘伏消毒后,尽量清除创面炎症分泌物及坏死组织,无菌条件下,取相应大小创必复药膜覆盖于皮肤缺损处,每 2～5 d 换药 1 次,若药膜已吸收,则重复上述操作。治疗过程中,对创面血浆性渗出形成的干性结痂,随时予以清除,以利药膜与创面的接触。25 例患者均获随访,愈合时间 1～16 个月,平均愈合时间 5.8 个月。有 21 例患者痊愈,时间 8～79 d,平均 30.6 d。另 4 例创面形成严重瘢痕,二期手术行自体中厚游离皮片创面移植,痊愈出院。本研究显示,创必复对于拒绝手术的患者创面治疗是一种可行性选择。

利用负压创面治疗技术结合创必复在足踝部皮肤软组织缺损方面的治疗也有报道，12 例患者的年龄在 21～47 岁，平均 37.5 岁；左侧 5 例，右侧 7 例；踝前部缺损 2 例，足背侧缺损 7 例，足底部皮肤软组织缺损跖筋膜及跖骨头外露 3 例；缺损面积（3 cm×2 cm）～（6 cm×8 cm），平均 4.2 cm×4.2 cm。从致伤原因看，交通伤 8 例，工作误伤 4 例。从损伤性质看，严重捻挫撕脱伤 6 例，压砸剥脱伤 4 例，绞伤 2 例。合并伤包括足部诸骨骨折 4 例，前足缺损 2 例，第 2～5 趾缺损 2 例。本组 12 例因严重损伤造成的皮肤和血管、神经等软组织缺损患者，均不适宜一期行局部皮瓣移植或游离植皮术，故所采用的治疗方式是彻底清创后，在裸露的骨皮质表面用克氏针钻数个小孔，并在裸露的肌腱、骨骼表面先覆盖一层创必复生物蛋白海绵，然后在创必复上覆盖一层纱布敷料，最后再覆盖负压封闭引流装置。如果创面污染严重，可放置负压引流管，分别用于间断滴注抗生素和引流。恒定负压保持在－16.67 kPa（－125 mmHg），启动 5 min，停 2 min，反复循环负压吸引，每 48～72 h 更换一次创必复和医用泡沫海绵。结果发现，治疗后 1 周内，本组 12 例患者中 11 例在裸露的肌腱、骨骼周围长出新鲜的肉芽组织，2 周左右肉芽组织完全覆盖裸露的肌腱及骨骼。其中 6 例二期行游离植皮术，5 例行同侧腓肠神经营养皮瓣逆行移植术。1 例患者因创面清创不彻底而发生创面感染，使裸露的肌腱、骨骼发生部分坏死，经清创换药后，继续封闭式负压吸引和间断滴注抗生素治疗，19 d 后在裸露的肌腱、骨骼周围长出新鲜的肉芽组织，37 d 肉芽组织完全覆盖肌腱、骨骼，再二期行游离植皮术。经二期行游离植皮或皮瓣移植术 2 周内均愈合，未见其他并发症发生。本组 5 例行神经功能重建，如足底皮肤感觉重建。该项观察显示，在深度缺损有一定范围的肌腱、骨质外露时可结合负压封闭引流使用创必复，加速肉芽生长，可提供较好的创面床，为后期修复提供条件。

创必复作为一种新的促进皮肤及创面修复的药物，它经过特殊工艺处理，对胶原蛋白（collagen）和碱性成纤维细胞生长因子（bFGF）进行表面修饰和改性，在发挥胶原蛋白缓释、可吸收作用的同时，bFGF 以胶原蛋白为载体，与其特有的受体结合，在受损组织周围维持理想浓度、活性，并与正常细胞分化相匹配，从而达到独特的治疗效果，使其生物功效得到最大限度发挥，克服了 bFGF 和胶原蛋白单独使用时的不良作用及缺点。

应用中注意的问题，首先任何疾病的发生均有其内在因素，慢性溃疡的形成也不例外，因此在治疗时首先应重视慢性溃疡的病因治疗，如控制糖尿病、改善血液循环等。其次，外科的清创术与创面抗感染也是加速创面愈合的基础或为生长因子促进创面愈合创造条件。有研究结果表明，创必复对所有慢性难愈合创面有促进修复作用，但其疗效仍取决于溃疡病因和治疗前创面大小。除 2 例放射性溃疡由于原始创面大而未在 4 周内愈合外，其余创面均在 4 周内完全愈合。因此，应用创必复促进慢性溃疡愈合的最佳时机是在创面清创与感染控制的基础下进行。从应用方法来讲，对病程较长、病因较复杂的慢性创面可适当缩短更换时间，以保证有效的刺激浓度。

创必复在临床应用中的主要问题就是目前产品的支撑能力偏弱。

将生长因子与其他获得 CFDA 批准的先进敷料联合使用效果更佳。如使用泡沫类敷料联合重组人表皮生长因子凝胶在Ⅱ期和Ⅲ期压疮护理中应用。选取北方某医院收治的Ⅱ期、Ⅲ期压疮患者，共计 153 例，按照抛硬币法将所有患者分为对照组(71 例)和观察组(82 例)。两组患者均给予压疮基础护理和健康教育。对照组患者敷康惠尔渗液吸收贴，观察组患者取适量重组人表皮生长因子凝胶涂于创面，再敷康惠尔渗液吸收贴。比较两组患者治疗 1、2、3 周后新生肉芽组织成熟度，并在治疗后 3 周比较两组患者创面愈合时间、临床疗效及治疗 1 周羟脯氨酸(hydroxyproline，HYP)含量、Ⅰ/Ⅲ型胶原比例。两组患者治疗 1 周后创面新生肉芽组织成熟度比较，差异无统计学意义($P>0.05$)；而治疗 2、3 周后，观察组患者创面新生肉芽组织成熟度均高于对照组($P<0.05$)。治疗 3 周后，观察组患者临床疗效优于对照组($P<0.05$)，创面愈合时间短于对

照组（$P<0.05$）。治疗1周后，观察组患者创面HYP含量高于对照组，Ⅰ/Ⅲ型胶原比例低于对照组（$P<0.05$）。结论：泡沫敷料联合重组人表皮生长因子凝胶在Ⅱ期和Ⅲ期压疮护理中的应用效果明显，可促进创面新生肉芽组织成熟，缩短愈合时间。

近期还有应用重组人粒细胞巨噬细胞集落刺激因子（rh-GM-CSF）联合水凝胶敷料治疗深二度烧伤创面的报道。选择四肢部位有深二度烧伤创面的住院患者24例，48处观察的创面，每例患者2个创面，分别位于不同肢体。研究分为4组：随机选取12例患者，每例患者随机选取一个创面作为rh-GM-CSF联合外用水凝胶敷料治疗组（联合治疗组，创面清创后外涂rh-GM-CSF凝胶，覆盖医用水凝胶敷料），另一处创面作为rh-GM-CSF联合外用凡士林油纱治疗组（rh-GM-CSF对照组，创面清创后外涂rh-GM-CSF凝胶，覆盖凡士林油纱）；余12例患者每例随机选择一处创面作为水凝胶敷料治疗组（水凝胶对照组，创面直接覆盖医用水凝胶敷料），另一处创面作为凡士林油纱对照组（凡士林对照组，创面直接覆盖凡士林油纱），每组12处创面。通过观察各组创面愈合时间及创面感染情况，同时对创面分泌物进行细菌培养，比较创面细菌感染阳性率。观察结果显示，联合治疗组创面愈合时间较其他3组明显缩短（$P<0.05$），rh-GM-CSF对照组和水凝胶对照组创面愈合时间较凡士林对照组缩短（$P<0.05$）。联合治疗组创面洁净，细菌检出率低（16.7%）；rh-GM-CSF对照组感染状况也较轻，细菌检出率较低（25.0%），凡士林对照组感染状况重，细菌检出率最高（83.3%，$P<0.01$）。本研究提示，深二度烧伤创面外用rh-GM-CSF联合水凝胶敷料治疗，可明显降低创面细菌感染的概率，缩短创面愈合时间。

### 3.2.3.4 生长因子联用红外线治疗加速创面愈合

治疗二度烧伤创面过程中，有人使用红外线照射联合重组人表皮生长因子（rh-EGF）外用溶液，对100例二度烧伤患者的治疗情况进行观察。采用随机数字表法将所有患者分为治疗组和对照组。治疗组给予红外线照射联合rh-EGF外用溶液，对照组给予单纯rh-EGF外用溶液换药治疗。对两组患者的疼痛、创面分泌物完全消失时间及创面愈合时间等分别进行评价。结果显示，两组患者创面治疗痊愈后，治疗组比对照组疼痛程度降低、分泌物完全消失时间缩短、创面愈合时间明显减少，差异具有统计学意义（$P<0.05$）。本研究提示，红外线照射联合 rh-EGF 治疗烧伤创面具有协同效应，能缩短创面愈合时间及分泌物完全消失时间，并改善疼痛症状，具有一定的临床价值。

选取带压疮入院的患者 88 例，其中男 46 例，女 42 例，年龄 41～70 岁，平均（55.0±8.2）岁。其中重型颅脑损伤 41 例，外伤引起截瘫 47 例。压疮发生部位：骶尾部 42 处，髋部 38 处，背部 16 处，四肢 20 处，外踝 10 处，足跟部 8 处，其他部位 4 处。Ⅱ期压疮 60 处，Ⅲ期 78 处。患者均积极治疗原发病及并发症，纠正贫血及低蛋白血症，加强营养，定时更换体位，避免压疮局部受压。

Ⅱ期压疮：先用无菌生理盐水冲洗，再用红外线治疗仪照射创面。使用时应根据患者的感觉、皮肤红斑及操作者手温感觉的实际情况而定，热量大小可通过与皮肤间的距离来调节，距离一般为 10～20 cm，照射 15～30 min，皮肤表面温度在 38～46 ℃。使用中应防止烫伤，经常询问患者的感觉并观察局部情况，随时进行调节。照射结束后，以棉棒均匀涂抹 rh-EGF 凝胶，厚度 1.0～2.0 mm，涂药面积大于创面 3 $cm^2$，2 次/d。

Ⅲ期压疮：因Ⅲ期压疮创面有较多分泌物，先用 3% 过氧化氢冲洗创面，再用无菌生理盐水充分冲洗清创后，再进行红外线照射和 rh-EGF 凝胶涂布，2 次/d。

将肉眼观察创面表面上皮完全覆盖作为创面愈合的依据，记录各期压疮创面愈合时间。Ⅱ期压疮完全愈合时间为（8.0±1.3）d，Ⅲ期压疮完全愈合时间为（10.0±2.5）d。rh-EGF 联合红外线治疗Ⅱ、Ⅲ期压疮，效果满意。

rh-EGF 凝胶在创面停留时间长，能持续缓慢地在创面处释放 rh-EGF，满足了组织修复对 EGF 的需要。同时，EGF 与其细胞受体的结合反应存在饱和机制的负反馈作用，因而尚未发现生长因子引起靶细胞的过度增殖的现象，也对机体无致敏、致畸、致突变及致癌作用，局部组织未见不良反应报道。本组Ⅲ期压疮患者使用rh-EGF治疗后的第8天，组织学检查发现新生表皮细胞出现明显角化，后续观察中也未发现rh-EGF引起压疮创面过度增生的现象，进一步证明了rh-EGF在创面修复中的可靠性和安全性。

### 3.2.3.5 生长因子与氧/高压氧联合使用处理创面

有文献报道了对28例54处压疮患者使用重组人表皮生长因子凝胶联合氧疗处理创面。首先，用3%过氧化氢溶液清洗创面，再用生理盐水对创面进行清洁，然后局部吹氧（氧流量6～8 L/min），持续20 min。对照组则在创面及周围皮肤涂抹表皮生长因子凝胶，厚度1～2 mm，无菌敷料包扎。治疗4周后进行效果评定。溃疡结痂并脱落，局部组织修复为愈合；溃疡结痂为显效；溃疡面积缩小深度变浅，新鲜肉芽组织生长，渗出减少为有效；溃疡渗出液未减少或增多，局部无变化或加重为无效。采用重组人表皮生长因子凝胶联合局部吹氧对压疮创面进行治疗。结果显示，观察组疗效显著优于对照组，治愈时间显著短于对照组。

重组人表皮生长因子凝胶及局部氧疗的作用机制可能包括：①重组人表皮生长因子凝胶可促进皮肤创面组织修复过程的DNA和羟脯氨酸的合成，加速创面肉芽组织的生长和上皮细胞的增殖，从而缩短创面的愈合时间。②改善局部微循环障碍，组织供氧不足。通过局部高流量直接给氧治疗，可增加压疮局部组织供氧，提升毛细血管的血氧含量，增加血氧弥散，有效改善血液循环障碍和血氧供应不足，促进有氧代谢，从而促进创面愈合。同时，氧气能减轻炎症，一定程度抑制细菌生长，预防和控制创面感染。但文献没有具体给出压疮的分级，结果有待进一步确认。

在对50例55～80岁老年患者的压疮治疗中，患者被随机分成对照组25例和治疗组25例，治疗组给予局部氧疗+重组人表皮生长因子凝胶组。对照组根据Waterlow危险分级护理，采用0.5%碘酒常规消毒压疮处及周围皮肤后，用3%过氧化氢溶液擦洗去除腐肌和痂块，再用生理盐水局部冲洗，并使用泡沫敷料每天2次，4周为1个疗程，持续2个疗程。治疗组局部氧疗4～6 L/min，0.5 h/次，

2 次/d,重组人表皮生长因子凝胶涂抹 2 次/d。

疗效评定标准:治愈,即创面完全愈合。好转:创面缩小 2/3,无感染。有效:创面缩小 1/3,无感染。无效:创面缩小 1/3 以下,有感染。

结果显示,治疗组较对照组在治愈率和治愈时间上均有显著差异。证明局部氧疗+重组人表皮生长因子对中老年压力性溃疡治疗有着较为显著的积极效果。

高压氧由于特有的优势,与生长因子联合更是突现促进愈合的作用。有人选取 2011 年 6 月—2012 年 12 月某院肛肠科收治的 90 例肛肠病患者,男 43 例,女 47 例。年龄 17 ~ 65 岁,以 20 ~ 40 岁年龄段为多(68%)。其中混合痔 39 例,肛裂 18 例,肛瘘21 例,肛周脓肿 12 例。将患者随机分为两组:对照组 45 例患者中,男 21 例,女 24 例,年龄 17 ~ 64 岁,平均(31.8±6.4)岁,其中混合痔 20 例,肛裂 9 例,肛瘘 10 例,肛周脓肿 6 例。观察组 45 例患者中,男 22 例,女 23 例,年龄 18 ~ 65 岁,平均(32.4±7.1)岁,其中混合痔 19 例,肛裂 9 例,肛瘘 11 例,肛周脓肿 6 例。两组在性别、年龄、病程及病种方面均无显著差异($P>0.05$),具有可比性。两组均给予常规剂量相同抗生素静脉滴注 3 ~ 5 d,无感染患者术前 0.5 ~ 2 h 预防性使用抗生素,防止感染。术后第 2 天,对照组用重组碱性成纤维细胞生长因子(喷雾剂)按 262.5 U/$cm^2$喷涂于创面上,然后用浸有重组牛碱性成纤维细胞生长因子的无菌纱条覆盖创面,1 次/d,直至创面愈合。换药前要用生理盐水冲洗创面,将异物清洗干净后把水分吸干方可进行换药。观察组除用重组牛碱性成纤维细胞生长因子外,术后 3 d,给予高压氧治疗,治疗压力为 0.20 MPa(2 ATA),舱内吸纯氧 1 次,全程 1 h,10 d 为 1 个疗程,可根据创面生长情况决定治疗时间,直至创面愈合。这种用法可显著缩短创面治愈时间,缓解创面的疼痛,有助于控制创面渗出,促进肉芽组织生长及组织消肿,且安全性较高,对改善肛肠病患者生活质量有重要的意义,有望在未来作为一种治疗方式推广应用。

### 3.2.3.6 生长因子与传统中药联合使用处理创面

探讨外用重组牛碱性成纤维细胞生长因子结合中药沐足治疗糖尿病足难愈创面临床疗效的研究中，选取60例糖尿病足部溃疡患者，随机分为观察组和对照组，各30例。观察组给予中药沐足、1%磺胺嘧啶银(SD-Ag)霜联合重组牛碱性成纤维细胞生长因子局部外用，而对照组仅局部外用1%磺胺嘧啶银霜。观察及比较两组患者治疗后临床疗效、创面愈合时间、住院时间及不良反应情况。结果显示，观察组患者总有效率明显高于对照组，创面愈合时间和住院时间明显短于对照组($P<0.05$)，且两组均未见不良反应。证明外用重组牛碱性成纤维细胞生长因子联合中药沐足治疗糖尿病足难愈创面患者疗效安全、有效，能促进创面愈合，缩短住院时间。

创面敷料的发展非常迅速，并逐渐呈现功能化、多样化的发展趋势，水凝胶、组织工程皮肤替代物等新型敷料正逐步取代传统敷料的常规应用地位，有力地推动了创伤修复医学领域的进步和发展。多项基础和临床研究表明，创伤表面局部应用生长因子，能有效促进创面愈合。将生长因子以不同形式固定于创面敷料，可结合两者的优势，既可发挥创面敷料覆盖创面、减少创面体液和蛋白质流失、预防感染、为细胞增殖提供支架等作用，又可实现生长因子的缓慢或控制释放，避免或减少生长因子被创面渗出液中的蛋白酶降解，维持创面局部生长因子的有效浓度，更高效地促进创面愈合。基因治疗生物敷料的应用，可促进创面局部内源性生长因子的表达，将成为创面生物敷料研究的新方向。

生长因子在临床的应用未来还应该注意以下几个问题：①进一步关注和解决局部创面应用生长因子可能带来的不良反应和安全性评估问题；②进一步关注局部应用生长因子的有效性与用药途径和方式；③进一步关注局部应用生长因子适应证的选择与不同创面对生长因子的选择；④进一步明确多种生长因子联用或优化组合，以达到最佳促愈效果；⑤进一步关注生长因子是否能在创面塑形阶段发挥作用；⑥进一步关注其他非手术创面治疗方式(氧、光、电等)的联合应用。

(程 飚 付小兵 张 磊 范锟铻 庞梦茹 郑志芳 宣 敏 唐建兵 崔 晓 雷肖璇 魏世坤)

# 4 总结与展望

局部应用生长因子促进创面愈合的原理相对清楚，但为什么生长因子临床治疗成功率受限制？一般认为，没有方法鉴定动物模型和人创面的相关性。虽然动物模型能够提示应用生长因子促进创面愈合的原理，但当试图应用到人体上时其效果却极为不明显。这可能与创面细菌量有极大关系。

目前对于生长因子在不同类型创面、创面愈合不同阶段的作用特点尚无系统研究。不同类型的生长因子在各类创面修复中疗效亦缺乏全面比较。因此，各种生长因子交互作用的网络关系及时空效应，应当作为下一阶段重点研究方向，以指导临床合理选择生长因子产品。

## 4.1 影响生长因子/细胞因子应用的因素

作为生物制剂，生长因子的应用受保存、使用方式等因素的影响。

一方面，任何疾病的发生均有其内在因素，慢性溃疡的形成也不例外。研究结果表明，生长因子对所有慢性难愈合创面有促修复作用，但其疗效仍取决于溃疡病因和治疗前创面情况（包括大小、深度、细菌定植情况等）。在治疗慢性溃疡时，首先应重视慢性溃疡的病因治疗，如控制糖尿病、改善血液循环等。此外，外科清创术与创面抗感染治疗也是加速创面愈合的基础，为应用生长因子促进创面愈合创造条件。应用生长因子促进慢性溃疡愈合的最佳条件是在创面清创与感染控制的情况下进行。高浓度细菌影响创面愈合且能够降解生长因子蛋白活性。另外，高浓度细菌增加创面中性粒细胞数量，导致蛋白酶水平升高。慢性创面中高浓度的金属蛋白酶降低内源性生长因子的水平和功能。只有首先控制细菌量（$10^5$/g，且不含 β-溶血性链球菌），生长因子才发挥疗效。此外，从应用方法与剂量来讲，对病程较长的慢性创面，碱性成纤维细胞生长因子剂量可较常规剂量增大一点，以保证有效的刺激浓度。

## 4.2 生长因子在多方面影响着皮肤再生过程

生长因子能够促进细胞增殖；促进创面的血管化和表皮细胞增生覆盖创面；对成纤维细胞具有趋化作用；对细胞外基质的产生和降解具有调节作用；与皮肤及其附件的发生、维持及再生密切相关；能够促进皮肤替代物血管化进程，改善其性能。生长因子促进大面积烧伤创面和慢性难愈性创面愈合，特别是基因治疗等新技术融合在完美修复等方面发挥积极作用，具有广阔的应用前景。

### 4.2.1 烧伤等急性创面

皮肤损伤后，生长因子在临床上应用较多，具有明确的促进创面愈合的功能。作为潜在的血管生成因子和上皮细胞促有丝分裂剂，生长因子可作用于肉芽组织形成的两个环节，即成纤维细胞增殖和血管新生，对急性烧创伤创面具有明显的促修复作用。生长因子通过结合特异性受体，调整角质形成细胞的增殖、迁移及分化，诱发角质形成细胞的活力和细胞支架重排，是上皮细胞环境稳定和修复的调节器。生长因子在损伤修复过程中大量分泌表达，并与创面恢复时间一致，加快新生血管的形成和上皮化速率。

### 4.2.2 慢性难愈性创面

糖尿病性溃疡等慢性难愈性创面长期不愈合可能与生长因子的低表达，抑制血管形成有关。

## 4.2.3 提高皮肤修复与再生质量

皮肤创伤常破坏毛囊、汗腺、皮脂腺等皮肤附件，引起瘢痕性脱发，油脂分泌、排汗功能障碍等问题；常引起皮肤的色素改变，包括色素沉着或色素脱失。自体皮肤移植成活后与周围正常皮肤具有较大差别，如毛发生长、颜色不同，厚薄不均，湿度与肤质等改变。创面或植皮周围常呈明显的瘢痕增生。创面愈合或植皮成活后，再生皮肤难以达到周围正常皮肤的功能与外观，严重影响患者生活质量。

### 4.2.3.1 皮肤附件再生

皮肤附件是皮肤的重要结构，皮肤创伤愈合后常存在皮肤附件的缺失，而头部皮片移植至面部等位置成活后常存在毛发生长现象，因此，促进皮肤附件再生或抑制毛发生长就成为需要解决的问题。生长因子与皮肤及其附件的发生、形成、成熟、再生、修复密切相关，参与了胚胎发育过程中皮肤及其附件的形成，因此，有望通过调节生长因子的信号通路，促进皮肤附件的再生或抑制移植皮肤毛发生长，达到提高皮肤再生质量的目的。生长因子信号能够促进毛发基板形成，调节毛发发育和生长，有些因子高表达于不同毛发生长周期，有些则在毛发生长终期达到峰值，还有的高表达于毛发生长初期，或高表达于汗腺、皮脂腺等附件。而汗腺、皮脂腺在维持皮肤功能方面的作用也不容忽视，这些对于机体的体温调节、毒素代谢、皮肤的湿润度，以及皮肤屏障功能、微生物区的维持都有极大的作用，但常规的修复能力很难达到完美修复，生长因子的应用似乎带来一线曙光。

### 4.2.3.2 调整皮肤色素

目前尚无有效的调整皮肤色素的药物和方法。生长因子家族中一些成员（如 FGF 等）与皮肤色素有关，有望通过合理使用生长因子调整皮肤颜色。已证明，生长因子能够促进皮肤黑色素细胞的增殖和分化，黑色素细胞自产的 TGF-$\beta_1$通过减少与抗细胞凋亡有关的 Bcl-2 的水平,诱导黑色素细胞的程序性细胞凋亡,而一些生长因子能够调控该过程,诱导黑色素生成和参与吞噬作用。但如何精准应用仍是当前研究的热点和方向。

#### 4.2.3.3 防治瘢痕

深度创面瘢痕性愈合,不仅影响患者的外观,还存在影响器官功能、痒痛不适及恶变等问题。瘢痕是研究的热点和难点,目前尚无有效的防治方法。生长因子所具有的促进细胞增殖和创面血管化及对成纤维细胞的趋化作用和对细胞外基质的调节作用,表明生长因子与瘢痕的形成密切相关,调整生长因子通路可能有助于瘢痕的防治。目前国内外也有一些文章探讨生长因子在瘢痕防治中的作用,但还限制于证据较少,尚需大量的基础研究和临床验证,希望通过更深入的研究将生长因子介入创面的时间、周期和治疗终点,抑或不同细胞因子/生长因子组合,协同作用,既加快愈合的速度,又提高愈合的质量,减少过度增生、瘢痕形成过度或不足带来的溃疡。

目前临床上尚缺乏对生长因子最佳剂量、不同生长因子最佳联合方式、最佳释药载体、参与和终止干预的最佳时间等问题的进一步探索与深入研究。临床医师在第一线的应用总结并发表到重要期刊将给我们未来修订本书,进一步清晰、简洁地指导广大医务工作者用好生长因子具有极其重要的意义。

值得强调的是,虽然生长因子具有明显的促进创面愈合的作用,但并不能解决创面愈合的所有问题。单纯依靠生长因子完成所有的创面愈合绝对是片面,也不符合实际的做法。作为一种蛋白质或多肽,无论是细胞因子还是生长因子,仅是通过作用于修复细胞上的受体使细胞产生增殖、迁移、分化或凋亡,在某种情况、某个阶段或某类创面可能加速和促进创面愈合,但并不能代替外科清创术及抗感染等创面处理的基本技术方法,且在创面感染和坏死组织大量存留的条件下,应用生长因子并不会产生明显的促修复作用。因此,在大量高新生物技术应用于创面修复的今天,绝不应忽视外科治疗的重要性。一个创面选择外科手术治疗(如植皮、皮瓣修复法)，还是非手术疗法(生长因子、负压封闭引流、先进敷料，抑或采用传统医药治疗)或综合性治疗，均应根据具体情况，才能真正修复创面。未来干细胞、组织工程与活性因子的基因治疗联合，配合纳米、3D 打印技术应用将会使人们真正实现完美愈合的梦想。

(程 飚 韩春茂 付小兵)

# 参考文献


[1] BHANSALI A, VENKATESH S, DUTTA P, et al. Which is the better option: recombinant human PDGF-BB 0.01% gel or standard wound eare, in diabetic neuropathic large plantar ulcers off-loaded by a customized contact cast[J]. Diabetes Res Clin Pract, 2009, 83(1):13-16.

[2] CUI Q, WANG Z, JIANG D, et al. HGF inhibits TGF-1-induced myofibroblast differentiation and ECM deposition via MMP-2 in Achilles tendon in rat[J]. Eur J Appl Physiol, 2011, 111(7):1457-1463.

[3] DUMANTEPE M, FAZLIOGULLARI O, SEREN M, et al. Efficacy of intralesional recombinant human epidermal growth factor in chronic diabetic foot ulcers[J]. Growth Factors, 2015, 33(2):1-5.

[4] GOMEZVILLA R, AGUILARREBOLLEDO F, LOZANOPLATONOFF A, et al. Efficacy of intralesional recombinant human epidermal growth factor in diabetic foot ulcers in Mexican patients: a randomized double-blinded controlled trial. [J]. Wound Repair and Regeneration, 2014, 22(4):497-503.

[5] HARDIKAR J V, CHIRANJEEV R Y, DAYAL B D, et al. Efficacy of recombinant human platelet-derived growth factor (rhPDGF) based gel in diabetie foot ulcers: a randomized, multicenter, double-blind, placebo-controlled study in India[J]. Wounds, 2005, 17(6):141-152.

[6] HIRSHBERG J, COLEMAN J, MARCHANT B, et al. TGF-beta3 in the treatment of pressure ulcers: a preliminary report[J]. Adv Skin

Wound Care,2001,14(2):91.

[7] HOM D B, THATCHER G, TIBESAR R. Growth factor therapy to improve soft tissue healing[J]. Facial Plast Surg,2002,18 (1):41-52.

[8] BAKER J, LIU J P, ROBERTSON E J, et al. Role of insulin-like growth factors in embryonic and postnatal growth[J]. Cell,1993,75 (1):73-82.

[9] KALICKE T, KOLLER M, FRANGEN T M, et al. Local application of basic fibroblast growth factor increases the risk of local infection after trauma: an in-vitro and in-vivo study in rats[J]. Acta Orthop, 2007,78 (1):63-73.

[10] LIU J P, BAKER J, PERKINS A S, et al. Mice carrying null mutations of the genes encoding insulin-like growth factor I and the typy 1 IGF receptor[J]. Cell,1993,75 (1):59-72.

[11] BACKELJAUW P F, UNDERWOOD L E. Prolonged treatment with recombinant insulin-like growth factor-I in children with growth hormone insensitivity syndrome—a clinical research center study. GHIS Collaborative Group[J]. J Clin Endocrinology Metab,1996, 81(9):3312-3314.

[12] REGRANEX G. US prescribing information for Regranex [EB/OL]. [2012-03-11]. http://www. Regranex. com/Prescribing%20Info. php.

[13] ROBSON M C, PHILLIPS L G, LAWRENCE W T, et al. The safety and effect of topically applied recombinant basic fibroblast growth factor on the healing of ch ronic pressure sores[J]. Ann Surg, 1992,216 (4):401-406,408.

[14] ROBSON M C, PHILLIPS T J, FALANGA V, et al. Randomized trial of topically applied repifermin (recombinant human keratinocyte growth factor-2) to accelerate wound healing in venous ulcers[J]. Wound Repair Regen,2001,9(5):347.

[15] SINGLA S, KUMAR A, SINGLA M, et al. Role of epidermal growth factor in healing of diabetic foot ulcers[J]. Indian J Surg, 2012, 74(6): 451-455.

[16] CHERNAUSEK S D. The growth hormone/insulin-like growth factor axis in intrauterine growth retardation: pathophysiological and therapeutic implications[J]. Endocrinology, 1996, 6(4): 294-300.

[17] STIFF P J, LEINONEN M, KULLENBERG T. Long-term safety outcomes in patients with hematological malignancies undergoing autologous hematopoietic stem cell transplantation treated with palifermin to prevent oral mucositis[J]. Biol Blood Marrow Transplant, 2016, 22(1): 164-169.

[18] SUN B K, SIPRASHVILI Z, KHAVARI P A. Advances in skin-grafting and treatment of cutaneous wounds[J]. Science, 2014, 346(6212): 941-945.

[19] TAKEMOTO K, KOMATSU S, OKAMOTO K. A novel treatment strategy using trafermin, containing basic fibroblast growth factor, for intractable duodenal fistula following curative gastrectomy for gastric cancer-case report and literature review[J]. Gan To Kagaku Ryoho, 2012, 39(12): 1960-1962.

[20] UCHI H, IGARASHI A, URABE K, et al. Clinical efficacy of basic fibroblast growth factor (bFGF) for diabetic ulcer[J]. Eur J Dermatol, 2009, 19(5): 461-468.

[21] YANG S, GENG Z, MA K, et al. Efficacy of topical recombinant human epidermal growth factor for treatment of diabetic foot ulcer: a systematic review and meta-analysis[J]. International Journal of Lower Extremity Wounds, 2016, 15(2): 120.

[22] 蔡景宁,李斌,谢晓繁,等. 重组人酸性成纤维细胞生长因子治疗深Ⅱ度烧伤的疗效观察[J]. 中国临床医生杂志,2016,44(2):69-71.

[23] 陈柏秋,彭文要,余继超,等. 联合表皮生长因子(EGF)凝胶和

胶原贴敷料治疗面部深Ⅱ度烧伤创面的作用研究[J]. 临床医学工程,2013,20(9):1127-1128.

[24] 陈冬梅,郑冬杏,黄健宁,等. 重组牛碱性成纤维细胞生长因子在老年糖尿病足患者溃疡中的应用及护理[J]. 中国实用护理杂志,2012,28(22):28-30.

[25] 陈刚泉. 重组人酸性成纤维细胞生长因子在烧伤治疗中的临床研究[J]. 中国医学创新,2014,11(36):47-48.

[26] 陈红燕,王慧,袁东晓. 重组牛碱性成纤维细胞生长因子眼用凝胶致呼吸困难 1 例[J]. 中南药学,2015,13(12):1344-1344.

[27] 陈明娟,王原路,袁东晓. 重组人表皮生长因子面膜在强脉冲光治疗面部雀斑中的应用[J]. 数理医药学杂志,2016,29(1):102-103.

[28] 陈千益,欧敬民,忻卫平,等. 重组牛碱性成纤维细胞生长因子联合藻酸盐敷料治疗老年人慢性溃疡创面[J]. 现代医学,2011,39(4):412-416.

[29] 丁克云,黄丽丽,潘永正. 点阵超脉冲 $CO_2$激光联合重组人表皮生长因子凝胶治疗痤疮萎缩性瘢痕的临床观察[J]. 中国激光医学杂志,2016,25(3):144-147.

[30] 范宝庆,薛雯,于聪,等. 重组人血小板源生长因子的药学研究进展[J]. 中国医药生物技术,2014,9(6):460-463.

[31] 付小兵,程飚,盛志勇. 生长因子应用于临床创伤修复——十年的主要进展与展望[J]. 中国修复重建外科杂志,2004,18(6):508-512.

[32] 付小兵,郭振荣,盛志勇. 碱性成纤维细胞生长因子加速慢性难愈合创面愈合[J]. 中国修复重建外科杂志,1999,13(5):270-272.

[33] 郭立君,李校堃. 重组牛碱性成纤维细胞生长因子治疗Ⅱ度烧伤的临床疗效[J]. 中国生物制品学杂志,2002,15(5):310-311.

[34] 何春生,李晓然,胡爱嘉. 重组人酸性成纤维细胞生长因子配合

Q开关Nd:YAG激光治疗老年斑的研究[J]. 中国实用医药,2014,9(27):17-18.

[35]何凤金. 外用重组人碱性成纤维细胞生长因子治疗外伤缺损性创面的疗效观察[J]. 中国现代药物应用,2015,9(9):30-31.

[36]哈小琴,吕同德,王娟,等. 肝细胞生长因子促皮肤愈合及其对皮肤附属器的作用[J]. 兰州大学学报(医学版),2008,34(2):21-25.

[37]黄春晓,陈仕新,谭美华. 重组人酸性成纤维细胞生长因子持续冲洗联合负压引流治疗难愈性皮肤溃疡的效果观察[J]. 中国当代医药,2015,22(8):29-31.

[38]黄燕龙,朱志侠,朱景法. 浅谈用表皮生长因子联合软膏基质对清创术后患者进行治疗的临床效果[J]. 当代医药论丛,2015,22(8):29-31.

[39]金艳,陈建英,祝美华,等. 含表皮生长因子创面敷料的研究进展[J]. 生物医学工程研究,2014,33(3):200-204.

[40]李建伟,刘军,严刚. 优拓SSD联合重组人表皮生长因子对老年人小面积深Ⅱ度烧伤疗效观察[J]. 实用老年医学,2016,(9):775-777.

[41]李建武,薛宏斌,高栋梁,等. 多种细胞生长因子联合应用对烧伤创面愈合的影响[J]. 中国现代医药杂志,2016,18(1):17-20.

[42]李金凤,崔春萍,段海峰,等. 肝细胞生长因子与皮肤创面修复[J]. 中国康复医学杂志,2007,22(7):669-672.

[43]李军,张莉莉,张凤新. 重组人酸性成纤维细胞生长因子促进慢性溃疡性创面愈合的临床研究[J]. 中国医药导报,2014,11(31):49-51.

[44]李智明,柴勇,钱尼文,等. 皮肤磨削术联合外用重组人碱性成纤维细胞生长因子修复表浅性瘢痕的疗效观察[J]. 组织工程与重建外科杂志,2015,11(4):258-260.

[45]林洁,代志强. 重组牛碱性成纤维细胞生长因子外用凝胶治疗

局部烧烫伤的疗效观察[J]. 中国医药导刊,2014,16(6):1016-1017.

[46]林双娇,王素环,林炳基,等. 点阵铒激光联合外用表皮生长因子治疗面部痤疮凹陷性瘢痕的临床观察[J]. 中国激光医学杂志,2016,25(1):20-24.

[47]刘冰峰. 重组人碱性成纤维细胞生长因子治疗烧伤及皮肤损伤的临床研究[J]. 现代诊断与治疗,2014,25(24):5535-5537.

[48]刘华,陶宏军. 应用重组人碱性成纤维细胞生长因子治疗小儿面颈部烧伤的临床研究[J]. 临床和实验医学杂志,2012,11(1):31-32.

[49]刘健,廖镇江,张勤. 外用重组人粒细胞巨噬细胞集落刺激因子凝胶制剂治疗深Ⅱ度烧伤创面Ⅳ期临床研究[J]. 中华烧伤杂志,2016,32(9):542-548.

[50]刘涛,王鹏,王勇岭. 负压引流联合重组人酸性成纤维细胞生长因子治疗难愈性创面的临床随机对照研究[J]. 海南医学,2015,26(8):1141-1144.

[51]刘小飞. 碱性成纤维细胞生长因子对皮肤软组织撕脱伤创面修复效果及肝肾功能影响[J]. 海南医学院学报,2015,21(1):80-82.

[52]刘晓虹,姜凝,谭策,等. 重组人碱性成纤维细胞生长因子对创面愈合的影响[J]. 南昌大学学报(医学版),2005,45(3):92-94.

[53]刘玉昌,刘建宁,李亚洲. 重组人酸性成纤维细胞生长因子促进儿童创面愈合的多中心、开放性随机对照试验[J]. 中国药师,2015,18(1):77-79.

[54]毛瑜芳,刘平均,朱彬,等. 重组人表皮生长因子(rhEGF)对糖尿病足溃疡的临床疗效分析[J]. 中国医药指南,2015,13(20):72-73.

[55]潘少英. 表皮移植术联合重组人表皮生长因子凝胶治疗白癜风疗效分析[J]. 中国实用医药,2015(18):114-115.

[56]曲家富,赵国志,曹立海,等.封闭式恒定负压吸引及创必复治疗足踝部皮肤软组织缺损[J].中华骨科杂志,2005,25(9):65-66.

[57]任国军,欧阳素金,贺立华.负压封闭冲洗引流技术配合重组人表皮生长因子冲洗液治疗大面积软组织缺损临床分析[J].医学理论与实践,2015,28(10):1345-1347.

[58]石成方,赵志力.重组人表皮生长因子凝胶用于激光祛斑去痣术后创面修复的效果[J].中国医药导报,2016,13(5):134-136.

[59]孙瑞朋,赵连魁,孙静,等.外用冻干重组人酸性成纤维细胞生长因子治疗浅Ⅱ度烧伤效果观察[J].中国乡村医药,2015,22(9):11-12.

[60]孙晓芳,谢挺.创面修复中生长因子研究及临床干预新进展[J].创伤外科杂志,2016,18(3):190-192.

[61]唐爱玲,叶楠,赵清,等.新型血小板源生长因子对放创复合伤大鼠创面的促愈作用[J].第三军医大学学报,2015,37(5):392-397.

[62]唐湘莲,张甜,文海韬,等.湿润烧伤膏联合重组人表皮生长因子与银离子抗菌敷料在小儿Ⅱ度烫伤中的应用[J].中国中西医结合儿科学,2015,7(6):621-624.

[63]王世岭,周亮,马建丽.外用重组人表皮生长因子对健康人体及烧伤患者不良反应试验[J].中国新药杂志,2000,9(1):34-36.

[64]王世岭,柴家科,沈祖尧,等.外用重组人表皮生长因子衍生物(依济复)Ⅳ期多中心临床研究[J].中国危重病急救医学,2002,14(7):389-393.

[65]王世岭,马建丽,柴家科,等.重组人表皮生长因子软膏对烧伤创面修复的促进作用[J].中国修复重建外科杂志,2002,16(3):173-176.

[66]王世岭,周亮,马建丽,等.外用重组人表皮生长因子对健康人体及烧伤患者不良反应试验[J].中国新药杂志,2000,9 (1):

34-36.
[67] 王盈盈. 康复新液与重组牛碱性成纤维细胞生长因子对早期糖尿病足的疗效观察[J]. 福建医药杂志,2014,36(5):99-100.
[68] 温春泉,赵筱卓,张国安. 外用重组人粒细胞巨噬细胞集落刺激因子凝胶治疗深Ⅱ度烧伤创面临床疗效观察[J]. 中华损伤与修复杂志(电子版),2016,11(3):215-218.
[69] 吴剑萧,孙逸飞,刘永. 重组人酸性成纤维细胞生长因子促进肛裂术后愈合的多中心、开放性临床研究[J]. 中华临床医师杂志,2013,7(24):11321-11324.
[70] 吴起,王甲汉,李志清,等. 血管内皮生长因子在大鼠深Ⅱ度烫伤创面愈合过程中的动态表达[J]. 广东医学,2015,36(5):688-689.
[71] 吴燕文,寿倍明,李煜. 重组人酸性成纤维细胞生长因子联合负压引流系统治疗烧伤残余创面的临床对照试验[J]. 中国实用医药,2015,10(28):3-5.
[72] 夏扬,陈东明,周茂华,等. 外源性胰岛素样生长因子Ⅰ促创面愈合的特征[J]. 中国临床康复,2006,10(45):71-74.
[73] 谢平华. 重组人表皮生长因子治疗烧伤残余创面疗效临床探析[J]. 齐齐哈尔医学院学报,2014,35(8):1149-1150.
[74] 熊姗姗,陈志鹏,郑瑶珍. 碱性成纤维细胞生长因子凝胶对单极电刀电凝扁桃体切除术的效果观察[J]. 生物医学工程学进展,2015,36(4):237-239.
[75] 徐风瑞,何明武,杨帆. 重组牛碱性成纤维细胞生长因子促进烧伤创面愈合效果观察[J]. 临床合理用药杂志,2016,9(1):35-36.
[76] 徐恒武,钟振,应超,等. 重组人酸性成纤维细胞生长因子单用与联用对糖尿病皮肤溃疡的治疗作用比较[J]. 中国药物与临床,2014,14(3):305-307.
[77] 徐继周. 外用重组牛碱性成纤维细胞生长因子结合中药沐足治疗糖尿病足难愈创口临床研究[J]. 中国医药科学,2015,5

(7):78-80.
[78]徐江平,郭海彪,汪海涛,等. 鼠神经生长因子对糖尿病大鼠皮肤损伤的促愈合作用[J]. 湖北理工学院学报,2015,31(3):51-56.
[79]许华,李校堃,郑青,等. 重组人酸性成纤维细胞生长因子皮肤用药的长期毒性研究[J]. 中国药科大学学报,2003,34(1):46-50.
[80]闫军飞,谢淼,张宝成,等. 重组人酸性成纤维细胞生长因子联合激光治疗病理性瘢痕的多中心临床研究[J]. 中国美容医学,2014,23(2):125-128.
[81]杨蒙,吴宏志,邵洪波,等. 早期应用鼠神经生长因子对老年电烧伤患者创面愈合的影响[J]. 中国药房,2016,27(35):4941-4943.
[82]余明莲,马建丽,周亮. 重组人表皮生长因子凝胶治疗宫颈糜烂疗效分析[J]. 中国药业,2008,17(13):54-56.
[83]袁戈恒,郭晓蕙,冉兴无,等. 重组人血小板源生长因子凝胶剂治疗慢性糖尿病足溃疡的临床疗效及安全性评价[J]. 中国临床药理学杂志,2015,31(6):424-428.
[84]张彩虹,杨美玲,葛昌甫,等. 重组牛碱性成纤维细胞生长因子结合高压氧促进肛肠病术后创面愈合的临床研究[J]. 陕西医学杂志,2016,45(4):461-462.
[85]张诚,朱彬,杨金存. 封闭负压引流联合生长因子治疗Ⅲ期压疮的临床观察[J]. 中华临床医师杂志(电子版),2014,8(15):106-107.
[86]张海荣,周炳荣,骆丹. $CO_2$点阵激光联合重组牛碱性成纤维细胞生长因子凝胶治疗凹陷性瘢痕的疗效分析[J]. 中国激光医学杂志,2015,24(6):308-311.
[87]张宪发,梁自乾,宗守凯,等. 应用表皮生长因子治疗深Ⅱ度烧伤创面疗效的 Meta 分析[J]. 中国组织工程研究与临床康复,2011,15(41):7779-7782.

[88] 张晓霞，李华琼，徐蓓蓓，等. 重组人表皮生长因子凝胶联合红外线治疗压疮的疗效观察[J]. 中华护理杂志，2009，44(10)：937-938.
[89] 张兆新，吕磊，刘小龙，等. 重组人表皮生长因子凝胶在慢性难愈性溃疡创面中的应用研究[J]. 中华临床医师杂志（电子版），2011，5(8)：2186-2189.
[90] 张郑，张汝敏. 血管内皮生长因子对皮肤创面修复的影响[J]. 齐鲁医学杂志，2009，24(5)：466-470.
[91] 钟宇，陈秋玲，李伟，等. 重组人酸性成纤维细胞生长因子治疗浅Ⅱ度烧伤的多中心Ⅳ期双盲、阳性药物、随机对照试验[J]. 中国医学工程，2014，22(12)：11-12.
[92] 周凤燕，杨斌，马付坚，等. 外用碱性成纤维细胞生长因子在糖尿病足溃疡的疗效分析[J]. 右江民族医学院学报，2014，35(4)：463-464.
[93] 周亮，王世岭，马建丽，等. 重组人表皮生长因子治疗烧伤100例[J]. 中国新药杂志，2000，9(6)：399-401.
[94] 朱国强，冯晋斌，吴学斌，等. 重组人粒细胞巨噬细胞集落刺激因子治疗中厚皮取皮区创面的临床研究[J]. 中国药物与临床，2014，14(1)：79-81.
[95] 朱海生，李小荣，刘欣欣，等. 重组人酸性成纤维细胞生长因子预防鼻咽癌放射性损伤的疗效观察[J]. 中国医院用药评价与分析，2015，15(12)：1569-1571.
[96] 宗宪磊，蔡景龙，王魏，等. 皮肤再生中成纤维细胞生长因子的应用及其策略[J]. 中华外科杂志，2008，46(16)：1268-1270.
[97] 中国神经生长因子临床应用专家共识协作组. 神经生长因子（恩经复）临床应用专家共识[J]. 中华神经医学杂志，2012，11(4)：416-420.
[98] 马奔，陈旭林. 面部深Ⅱ度烧伤创面应用表皮生长因子疗效的 Meta 分析[J]. 医学美学美容旬刊，2015，24(6)：149-150.
[99] 朱应来，徐秀玲，苏海涛，等. 重组人粒细胞/巨噬细胞集落刺激

因子联合水凝胶敷料治疗深Ⅱ度烧伤创面临床观察[J]. 感染、炎症、修复,2017,18(1):32-35.

[100]白晓龙,李宏伟. rhGM-CSF 联用 rhGH 在低温烧伤创面的应用研究[J]. 中国实用医药,2017,12(2):144-146.

# 中英文名词对照

B 淋巴细胞(B lymphocyte)
B 细胞分化因子(B cell differentiation factor, BCDF)
$Ca^{2+}$依赖糖识别结构域(calcium dependent carbohydrate recognition domain, CRD)
Fc 受体(Fc receptor, FcR)
T 淋巴细胞(T lymphocyte)
α 干扰素(interferon-α, IFN-α)
α-平滑肌肌动蛋白(α-smooth muscle actin, α-SMA)
γ 干扰素(interferon-γ, IFN-γ)
白细胞介素(interleukin, IL;简称白介素)
白细胞介素-1(interleukin-1, IL-1)
瘢痕疙瘩成纤维细胞(keloid fibroblast, KFb)
表皮生长因子(epidermal growth factor, EGF)
表皮生长因子受体(epidermal growth factor receptor, EGFR)
丙氨酸氨基转移酶(alanine aminotransferase, ALT)
补体 3bi(complement 3bi, C3bi)
层粘连蛋白(laminin, LN)
长期骨髓培养(long-term bone marrow culture, LTBMC)
成纤维细胞(fibroblast, FB)
成纤维细胞生长因子(fibroblast growth factor, FGF)
成纤维细胞生长因子-10(fibroblast growth factor-10, FGF-10)
重组牛碱性成纤维细胞生长因子(recombinant bovine basic fibroblast

growth factor, rb-bFGF)
重组人表皮生长因子(recombinant human epidermal growth factor, rh-EGF)
重组人γ-干扰素(recombination human interferon-γ, rh-IFN-γ)
重组人干细胞生长因子(recombinant human stem cell growth factor, rh-SCGF)
重组人碱性成纤维细胞生长因子(recombinant human basic fibroblast growth factor, rh-bFGF)
重组人角质细胞生长因子-2(recombinant human keratinocyte growth factor-2, rh-KGF-2)
重组人血小板源生长因子(recombinant human platelet derived growth factor, rh-PDGF)
重组人粒细胞集落刺激因子(recombinant human granulocyte colony stimulating factor, rh-G-CSF)
重组人粒细胞巨噬细胞集落刺激因子(recombinant human granulocyte macrophage colony-stimulating factor, rh-GM-CSF; recombinant human GM-CSF, rh-GM-CSF)
重组人神经生长因子(recombinant human nerve growth factor, rh-NGF)
重组人酸性成纤维细胞生长因子(recombinant human acidic fibroblast growth factor, rh-aFGF)
重组人血小板源生长因子-BB(recombinant human platelet-derived growth factor-BB, rh-PDGF-BB)
创面(wound)
促红细胞生成素(erythropoietin, EPO)
单核巨噬细胞(mononuclear phagocyte)
单核细胞(monocyte, M)
单核因子(monokines, MK)
蛋白激酶C(protein kinase C, PKC)
蛋白聚糖(proteoglycan)

等电点(isoelectric point,pI)
多能干细胞(pluripotent stem cell,PSC)
多形核中性粒细胞(plymorphonuclear neutrophil,PMN)
二氧化碳(carbon dioxide,$CO_2$)
肥大细胞(mastocyte/mast cell)
蜂窝织炎(cellulitis)
负压封闭引流(vacuum sealing drainage,VSD)
干扰素(interferon,IFN)
干细胞生长因子(stem cell growth factor,SCGF)
肝素结合生长因子(heparin-binding growth factor)
肝细胞生长因子(hepatocyte growth factor,HGF)
肝细胞生长因子的重组腺病毒(adenovirus hepatocyte growth factor, Ad-HGF)
高频电波刀手术(loop electrosurgical excision procedure,LEEP)
骨髓基质干细胞(bone marrow stromal cells,BMSCs)
骨形成蛋白(bone morphogenetic protein,BMP)
含生长因子创伤敷料(growth factors contained wound dressing,GFD)
核糖核酸(ribonucleic acid,RNA)
环鸟苷酸(cyclic guanosine monophosphate,cGMP)
环腺苷酸(cyclic adenosine monophosphate,cAMP)
磺胺嘧啶银(silver sulfadiazine,SSD or SD-Ag)
混合淋巴细胞培养(mixed lymphocyte culture,MLC)
活化素(activin)
获得性免疫缺陷综合征(acquired immune deficiency syndrome, AIDS)
基质细胞(stromal cell)
集落刺激因子(colony stimulating factor,CSF)
碱性成纤维细胞生长因子(basic fibroblast growth factor,bFGF)
胶原蛋白(collagen)

胶原纤维(collagen fiber,CF)

角质细胞生长因子(keratinocyte growth factor,KGF;也称角质形成细胞生长因子)

结缔组织生长因子(connective tissue growth factor,CTGF)

结合蛋白(binding proteins,BPs)

金黄色葡萄球菌细胞(staphylococcus aureus cells,SAC)

金属蛋白酶组织抑制物-1(tissue inhibitor of metalloproteinase-1,TIMP-1)

经表皮水分丢失(transepidermal water loss,TEWL)

巨噬细胞(macrophage,Mφ)

巨噬细胞集落刺激因子(macrophage colony-stimulating factor,M-CSF)

巨噬细胞移动抑制因子(macrophage migration inhibition factor,MIF)

聚乙二醇(polyethylene glycol,PEG)

抗体依赖细胞介导的细胞毒作用(antibody-dependent cell-mediated cytotoxicity,ADCC)

朗格汉斯细胞(Langerhans cell,LC)

类增强子(enhancer-like)

粒细胞巨噬细胞集落促进活性(granulocyte/macrophage colony-promoting activity,GPA)

粒细胞集落刺激因子(granulocyte colony-stimulating factor,G-CSF)

粒细胞巨噬细胞集落刺激因子(granulocyte macrophage colony-stimulating factor,GM-CSF)

链脲佐菌素(streptozotocin,STZ;又称链佐星)

淋巴细胞来源的介质(lymphocyte-derived mediator)

淋巴细胞形式的长型C型凝集素(lymphocytic secreted long form of C-type lectin,SLCL)

淋巴因子(lymphokine,LK)

淋巴因子激活的杀伤细胞(lymphokine-activated killer cell,LAK)

硫酸乙酰肝素(heparan sulfate,HS)

酶联免疫吸附测定(enzyme-linked immunosorbent assay,ELISA)
米勒管抑制物质(Müllerian tube inhibitor substance,MIS)
内皮细胞(endothelial cell)
黏多糖(mucopolysaccharide,MP)
潜伏相关肽(latency associated peptide,LAP)
羟脯氨酸(hydroxyproline,HYP)
趋化因子(chemokine,CK)
人干细胞生长因子(human stem cell growth factor,hSCGF)
人肝细胞生长因子(human hepatocyte growth factor,hHGF)
人类嗜T淋巴细胞病毒-1(human T-cell lymphotropic virus type-1,HTLV-1)
人皮肤等效物(human skin equivalents,HSE)
人乳头瘤病毒(human papilloma virus,HPV)
三磷酸肌醇(inositol 1,4,5-trisphosphate,IP3)
神经生长因子(nerve growth factor,NGF)
生长激素(growth hormone,GH)
生长因子(growth factor,GF)
视觉模拟量表(visual analogue scale,VAS)
受体粒(receptosome/receptor granule)
鼠神经生长因子(mouse nerve growth factor,mNGF)
酸性成纤维细胞生长因子(acid fibroblast growth factor,aFGF)
随机对照试验(randomized controlled trial,RCT)
糖基化终末产物(advanced glycosylation end products,AGEs)
特定电磁波治疗器(specialized electromagnetic wave therapeutic apparatus,简称TDP)
体内诱导血管新生(induce angiogenesis in vivo)
天冬氨酸氨基转移酶(aspartate aminotransferase,AST)
脱氧核糖核酸(deoxyribonucleic acid,DNA)
外周血单个核细胞(peripheral blood mononuclear cell,PBMC)

温哥华瘢痕量表(Vancouver scar scale,VSS)
细胞毒性T淋巴细胞(cytotoxic T lymphocyte,Tc或CTL)
细胞外基质(extracellular matrix,ECM)
细胞因子(cytokine,CK)
下丘脑-垂体-肾上腺轴(hypothalamic-pituitary-adrenal axis,HPA)
纤维连接蛋白(fibronectin,FN)
新药临床试验(investigational new drug,IND)
修复(repair)
血管内皮生长因子(vascular endothelial growth factor,VEGF;或称血管内皮细胞生长因子)
血管内皮细胞(endothelial cell,EC)
血管通透因子(vascular permeability factor,VPF)
血肌酐(serum creatinine,Scr)
血尿素氮(blood urea nitrogen,BUN)
血小板源生长因子(platelet-derived growth factor,PDGF,也称血小板衍生生长因子)
压疮(pressure sore,也称褥疮)
胰岛素(insulin,Ins)
胰岛素受体(insulin receptor,IR)
胰岛素样生长因子(insulin-like growth factor,IGF)
胰岛素样生长因子Ⅰ(insulin-like growth factor-Ⅰ,IGF-Ⅰ)
胰岛素样生长因子Ⅱ(insulin-like growth factor-Ⅱ,IGF-Ⅱ)
抑制素(inhibin)
愈合(healing)
整合素(integrin)
脂肪来源多能干细胞(adipose-derived pluripotent stem cell,APSC)
中国仓鼠卵巢细胞(Chinese hamster ovary cell,CHO)
肿瘤坏死因子(tumor necrosis factor,TNF)
主要组织相容性复合体(major histocompatibility complex,MHC)

转化生长因子(transforming growth factor,TGF)
转化生长因子-α/β(transforming growth factor-α/β,TGF-α/TGF-β)
自然杀伤细胞(natural killer cell,NK cell)
自组装多肽(self assembling peptide,SAP)
总体表面积(total body surface area,TBSA)

# 附录

# 外用生长因子促进创面愈合临床指南(2017 版)

作者:中华医学会烧伤外科分会和《中华烧伤杂志》常委等

执笔:韩春茂、程飚

支持小组成员:吴攀、李琼、郭松雪、王新刚、柳丰萍、有传刚、任海涛、潘选良、胡行

关键词:生长因子;创面;愈合;临床指南

注:已发布,见《中华烧伤杂志》2017 年 12 期。

## 前　言

随着经济快速发展、人们生活方式的改变和人口老龄化,各种创面问题增多。创面治疗包括手术和非手术两大类。作为非手术治疗手段,外用生长因子(growth factor,GF)是各类创面愈合或提供良好创基不可或缺的治疗手段之一。外源性生长因子已在世界多个国家应用,最早使用商品化外用生长因子成功治疗创面的报道至今约有 30 年的历史。目前,外用生长因子治疗创面尚未发现明显的毒副作用,但其确切疗效仍存在一定争议,其应用的方式、方法仍有待进一步规范,最合理、经济的模式有待明确。

创面修复包括局部炎症反应,细胞增殖、分化,肉芽组织形成和组织重建 3 个阶段,是一个多因素参与的复杂而精细的生物学过程。涉及多种修复细胞、多种靶分子蛋白、多种生物因素,其中生长因子不仅可促进角质形成细胞、成纤维细胞和血管内皮细胞等修复细胞的增殖、分化、迁移和凋亡,还可影响细胞外基质成分,促进 DNA、RNA 和蛋白质的合成及糖酵解,甚至参与塑形重建。创面局

部生长因子及其受体活性下降和数量的相对或绝对缺乏可能还是创面难愈的重要病理生理基础[1]。因此，理论上生长因子外用对各种创面都可能有促进愈合作用。为了促进外用生长因子在创面上的合理使用，让更多的患者受益，在付小兵院士的指导下，专家经过多次讨论，制订了外用生长因子促进创面愈合临床指南的方案，并撰写了本指南。

本指南采用 GRADE 分级方法[2,3]针对外用生长因子对皮肤创面的有效性、应用方式、剂量、浓度和疗程、可能存在的不良反应和注意事项做出推荐意见。首先，通过关键词碱性成纤维细胞生长因子(bFGF)、酸性成纤维细胞生长因子(aFGF)、表皮生长因子(EGF)、粒细胞巨噬细胞集落刺激生长因子(GM-CSF)、血小板衍生生长因子(PDGF)、创面(wound)、愈合(healing)/修复(repair)、人类/动物(human/animal)搜索常用数据库(中国知网、维普、万方、PubMed、Web of Science、Embase)，查阅外用生长因子的中英文文献，并与国内生长因子厂家提供的有效资料进行整合。经查重、二重筛选后，最终入选文献数量如图 1 所示。然后，根据 GRADE 分级系统对证据质量和推荐强度做出评定：由指南支持小组在专家指导下，筛查文献并采用手工方法进行证据质量评级，形成“高”“中”或“低”分级；专家对筛选的文献进行审阅，在审核文献证据质量评级的基础上综合获益/伤害、患者价值观和偏好、经济成本等因素，提出各自的“推荐”或“可推荐”意见。最后执笔人汇总多数(≥2/3)专家意见形成证据评价和推荐意见。

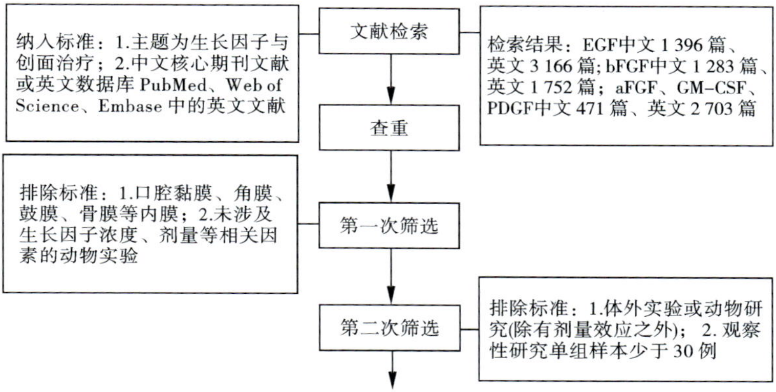


| 生长因子 | bFGF | EGF | aFGF | GM-CSF | PDGF |
|---|---|---|---|---|---|
| 中文数量 | 32 | 34 | 6 | 3 | 0 |
| 英文数量 | 7 | 5 | 1 | 6 | 6 |

图 1 《外用生长因子的促进创面愈合临床指南》(2017 版)
相关文献检索与筛选流程

## 一、外用生长因子创面临床应用有效性

### 1. 成纤维细胞生长因子

成纤维细胞生长因子(fibroblast growth factor, FGF)是生物体内重要的生长因子，对来源于中胚层和神经外胚层的组织细胞具有广泛的生物学作用，参与创伤修复、神经修复、代谢调控、新生血管形成和胚胎发育等过程。目前，成纤维细胞生长因子家族(FGFs)中外用的有碱性成纤维细胞生长因子(bFGF)和酸性成纤维细胞生长因子(aFGF)。

bFGF 促进创面愈合的可能生物学功能有：①促血管生成作用。bFGF 在体内和体外均能明显促进新生血管形成，可趋化参与血管形成的各类细胞，并促进其增殖和迁移，是主要的血管生成因子。②损伤修复作用。组织损伤后，局部 bFGF 表达增加，可通过趋化作用使单核细胞、中性粒细胞、巨噬细胞、成纤维细胞等向损伤部位聚集，而且能促进血管和肉芽组织的生成，促进组织中各种与损伤修复重建有关的细胞分裂、增殖，对组织的损伤修复起至关重要的作用。

bFGF 促进细胞迁移和增殖从而促进创面愈合的主要机制包括：①促有丝分裂活性，促进细胞增殖、分裂；②非促有丝分裂活性，如减少局部缺血等。aFGF 是多种细胞的有丝分裂原，因而能参与组织修复的多个过程。成纤维细胞生长因子促进不同创面愈合的证据等级及专家推荐情况见表1和表2。

表1 碱性成纤维细胞生长因子促进不同创面愈合的证据等级及专家推荐情况

| 创面类型 | 参考文献 | GRADE 证据等级 | 专家推荐 |
|---|---|---|---|
| 浅二度烧伤创面 | 4～10 | 高 | 推荐 |
| 深二度烧伤创面 | 4～13 | 高 | 推荐 |
| 新鲜外伤创面 | 4,14～18 | 中 | 推荐 |
| 供皮区创面 | 4,6,7,19,20～22 | 中 | 可推荐 |
| 慢性难愈性创面 | 4,5,19,23～28 | 中 | 可推荐 |
| 糖尿病足部溃疡创面 | 29～31 | 中 | 可推荐 |
| 压力性溃疡创面 | 32～35 | 中 | 可推荐 |
| 植皮区创面 | 36,36 | 低 | 可推荐 |
| 烧伤残余肉芽创面 | 4,7,38 | 低 | 可推荐 |
| 烧伤慢性溃疡创面 | 38 | 低 | 可推荐 |
| $CO_2$激光术后创面 | 39 | 低 | 可推荐 |
| 放射性皮炎创面 | 40 | 低 | 可推荐 |

表2 酸性成纤维细胞生长因子促进不同创面愈合的证据等级及专家推荐情况

| 创面类型 | 参考文献 | GRADE证据等级 | 专家推荐 |
|---|---|---|---|
| 深二度烧伤创面 | 41～43 | 中 | 可推荐 |
| 烧伤残余肉芽创面 | 44 | 低 | 可推荐 |
| 糖尿病足部溃疡创面 | 45 | 低 | 可推荐 |

## 2. 表皮生长因子

人体中几乎所有的体液、分泌液及大多数组织中都存在表皮生长因子(epidermal growth factor,EGF)。表皮生长因子受体(EGFR)主要表达于角质形成细胞,也可表达于其他多种细胞,如成纤维细胞、神经胶质细胞、平滑肌细胞和软骨细胞等。EGF具有趋化和促分裂作用,主要通过与细胞膜受体结合,在细胞内传递过程中,构成复杂的代谢网络从而控制细胞的代谢、分化等生物学活动。EGF可促进多种皮肤创面愈合(表3)。

表3 表皮生长因子促进不同创面愈合的证据等级及专家推荐情况

| 创面类型 | 参考文献 | GRADE证据等级 | 专家推荐 |
|---|---|---|---|
| 浅二度烧伤创面 | 46～58 | 中 | 可推荐 |
| 深二度烧伤创面 | 46～60 | 中 | 可推荐 |
| 供皮区创面 | 46～50 | 中 | 可推荐 |
| 烧伤残余肉芽创面 | 47,49,50,52 | 中 | 可推荐 |
| 糖尿病足部溃疡创面 | 46,61～67 | 中 | 可推荐 |
| 静脉性溃疡创面 | 68～70 | 中 | 可推荐 |
| $CO_2$激光术后创面 | 71,72 | 中 | 可推荐 |
| 植皮区创面 | 47 | 低 | 可推荐 |
| 烧伤慢性溃疡创面 | 47,52 | 低 | 可推荐 |
| 放射性皮炎创面 | 73 | 低 | 可推荐 |

### 3. 粒细胞巨噬细胞集落刺激因子

粒细胞巨噬细胞集落刺激因子(granulocyte-macrophage colony stimutaing factor, GM-CSF)是一种具有谱系特异性的细胞因子。GM-CSF不仅可以通过自分泌的方式来促进皮肤修复细胞的增殖，而且可以通过介导其他细胞因子来发挥其促进创面愈合的作用。2008年之前，GM-CSF主要为针剂，在临床全身用药使用近15年，剂量为3～10 μg/(kg · d)，可连用7 d以上，安全性较好；随后，重组人粒细胞巨噬细胞集落刺激因子(rh-GM-CSF)凝胶剂被推出并应用于临床创面治疗。Kaplan于1992年首次报道将GM-CSF引入急性皮肤创面治疗，证实创周注射rh-GM-CSF可促进创面愈合。研究表明，GM-CSF参与创面修复一系列过程，包括活化的T细胞、树突状细胞、巨噬细胞、角质形成细胞、内皮细胞、成纤维细胞等，且GM-CSF可增强多种创面愈合必需的细胞的功能，如活化中性粒细胞、单核/巨噬细胞功能，促进上皮细胞迁移、增殖，调节成纤维细胞表型等。专家认为，GM-CSF可能促进深二度烧伤创面、糖尿病足部溃疡创面及慢性难愈性创面的愈合(表4)。

表4　粒细胞巨噬细胞集落刺激因子促进不同创面愈合的证据等级及专家推荐情况

| 创面类型 | 参考文献 | GRADE证据等级 | 专家推荐 |
|---|---|---|---|
| 深二度烧伤创面 | 74～78 | 中 | 可推荐 |
| 糖尿病足部溃疡创面 | 79,80 | 低 | 可推荐 |
| 慢性难愈性创面 | 81 | 低 | 可推荐 |

### 4. 血小板衍生生长因子

血小板衍生生长因子(platelet-derived growth factor, PDGF；也称血小板源生长因子)具有广泛的生物学活性，它作用于靶细胞膜上的相应受体，产生一系列生物学效应，在组织修复的生理和病理过程中起重要的作用，包括：趋化炎症细胞和组织修复细胞到达创面，促进血管内皮细胞、成纤维细胞、平滑肌细胞及上皮细胞进行有丝分裂、增殖,从而促进血管再生、细胞基质形成和重建,形成肉芽组织,使创面再上皮化,促进创面愈合。PDGF 可应用于糖尿病足部溃疡创面、压力性溃疡创面和静脉性溃疡创面,以促进愈合(表 5)。

表 5　血小板衍生生长因子促进不同创面愈合的证据等级及专家推荐情况

| 创面类型 | 参考文献 | GRADE 证据等级 | 专家推荐 |
| --- | --- | --- | --- |
| 糖尿病足部溃疡创面 | 82 ~ 84 | 中 | 可推荐 |
| 压力性溃疡创面 | 85 ~ 87 | 中 | 可推荐 |
| 静脉性溃疡创面 | 82 | 低 | 可推荐 |

### 5. 生长因子应用于儿童创面

目前,生长因子应用于儿童创面的研究较少,现有文献报道及专家意见认为,bFGF、aFGF 和 EGF 可推荐用于儿童烧伤浅二度和深二度创面(表 6)。

表 6　促进儿童烧伤创面愈合的生长因子证据等级及专家推荐情况

| 创面类型 | 参考文献 | GRADE 证据等级 | 专家推荐 |
| --- | --- | --- | --- |
| bFGF | 8,13 | 低 | 可推荐 |
| aFGF | 88,89 | 低 | 可推荐 |
| EGF | 90 | 低 | 可推荐 |

## 二、外用生长因子的应用方式、剂量、浓度和疗程

外用生长因子作为生物制剂,应用环境和保存条件要求较高,各种外用生长因子剂型又有所不同,请按照生产厂家药品说明书使用。

专家特别强调：外用生长因子有效作用于各种创面的前提是清创，必须去除创面明显的坏死组织，并有效控制创面严重感染；外用生长因子不可与影响蛋白活性的氧化剂（如过氧化氢等）和重金属（如银粒子产品等）合用，以免降低生长因子的功效。各种生长因子应用方式基本一致，主要包括干粉剂配制所得溶液和凝胶剂，前者溶于注射用水或生理盐水后直接涂抹或喷雾器喷洒，或在伤患处覆盖适当大小的纱布，将药液均匀滴加于纱布；后者在清创后均匀涂于患处，或在伤患处覆盖适当大小的纱布（内层纱布），均匀涂抹凝胶，常规包扎（外层纱布），如 bFGF [4-6,8,9,12,15,23,26]（低；可推荐）。各种生长因子的剂量和浓度主要根据生产厂家的说明书而定，见表7。但是也有文献支持不同的使用方法，如治疗压疮创面时，将 EGF 联合生理盐水湿敷或 EGF 联合红外线治疗[91-93]（低；可推荐）。关于使用疗程，专家一致认为：由于生长因子通过快速接触受体从而发挥作用，所以每天或一天几次应用都是合适的。当然，考虑到临床换药频次，隔天给药也是合理的。此外，外用生长因子的目的是促进创面愈合，所以只要经济允许，可以一直使用至创面愈合或创面基底良好可植皮时。

表7 生长因子应用于皮肤创面的剂量、浓度、疗程等使用说明

| 生长因子 | 剂型 | 浓度 | 用量 | 用法 | 频次 | 疗程 | 参考文献 |
|---|---|---|---|---|---|---|---|
| bFGF | 干粉 | 配制溶液时可调整 | 150 U/cm² 或 1 μg/cm² 创面面积 | 1. 溶于注射用水或生理盐水后直接涂抹或喷雾器喷洒；2. 在伤患处覆盖适当大小的纱布，将药液均匀滴加于纱布 | 1～2 d/次 | 保持创面清洁的情况下，直至创面愈合 | 4～6,8,9,12,15,23,26 |

续表7

| 生长因子 | 剂型 | 浓度 | 用量 | 用法 | 频次 | 疗程 | 参考文献 |
|---|---|---|---|---|---|---|---|
| | 凝胶 | 2 100 U/g | 150 U/cm$^2$ | 均匀涂抹 | 1次/d | 保持创面清洁的情况下，直至创面愈合 | 94,95 |
| aFGF | 干粉 | 配制溶液时可调整，如1 000 U/ml | 100 U/cm$^2$ | | 1次/d | 保持创面清洁的情况下，直至创面愈合 | 41,42,44 |
| EGF | 干粉或溶液 | 2 000 U/ml或2.5～5 μg/ml或10 μg/g | 400 U/cm$^2$或80 mg/cm$^2$创面面积 | 1. 溶于注射用水或生理盐水后直接涂抹或喷雾器喷洒；2. 在伤患处覆盖适当大小的纱布，将药液均匀滴加于双层纱布 | 1次/d | 保持创面清洁的情况下，直至创面愈合 | 20,90,91,96,97 |
| | 凝胶 | 10 μg/g | 1 μg/cm$^2$或50 000 U/cm$^2$或80 mg/cm$^2$ | 1. 用无菌生理盐水清洗创面后，将凝胶均匀涂于患处；2. 在伤患处覆盖适当大小的纱布（内层纱布），均匀涂抹凝胶，常规包扎(外层纱布) | 1次/d或遵医嘱(1～4 d/次) | 保持创面清洁的情况下，直至创面愈合 | 59,93,98 |
| | 乳膏 | 10 μg/g或20～40 μg/g(0.01%～0.04% W/W) | 80 mg/cm$^2$ | 创面常规清创后，取EGF软膏适量均匀涂于创面上，纱布覆盖，半暴露或包扎处理 | 1次/d | 保持创面清洁的情况下，直至创面愈合 | 65,99,100 |

续表7

| 生长因子 | 剂型 | 浓度 | 用量 | 用法 | 频次 | 疗程 | 参考文献 |
|---|---|---|---|---|---|---|---|
| GM-CSF | 干粉 | 配制溶液时可调整 | 5 μg/$cm^2$ | 溶于注射用水或生理盐水后直接喷撒于创面 | 1次/d | 直至创面愈合 | 101 |
| | 凝胶 | 10 μg/g | 1 μg/$cm^2$<br>10 μg/$cm^2$ | 1. 用无菌生理盐水清洗创面后，将凝胶均匀涂于患处；<br>2. 在伤患处覆盖适当大小的纱布（内层纱布），均匀涂抹凝胶，常规包扎（外层纱布） | 1次/d | 7～28 d，直至创面愈合 | 74～77，81 |
| PDGF | 干粉 | 100 μg/ml | 10 μg/$cm^2$ | 均匀喷洒到创面，覆盖全部创面，适当包扎 | 1次/d | 直至创面愈合 | 85 |
| | 凝胶 | | 10 μg/$cm^2$ | 均匀涂抹到创面，覆盖全部创面，适当包扎 | 1次/d | 直至创面愈合 | 82～84，86，87 |

补充说明：

1. 在确保创面清洁的状态下，在一定浓度范围内（75～300 U/$cm^2$），bFGF均可有效促进创面愈合；当用药浓度不变时，增加用药次数或延长保湿时间，可明显缩短创面愈合[14，21，22]（中；可推荐）。

2. 局部外用rh-EGF的常用剂型包括水剂、乳膏、水凝胶3种，其中水凝胶相比于另外两种剂型更能促进皮肤创面愈合[98]（中；可推荐），并可降低换药时患者的疼痛程度和换药工作量[59]（中；可推荐）

## 三、外用生长因子的不良反应和注意事项

迄今为止，关于各外用生长因子应用于人体皮肤创面未见直接导致的毒副反应[4，41，43，44，102，103]（低；可推荐）。对于恶病质患者、孕妇及婴幼儿，应慎用GM-CSF[74-78，101]（低；可推荐）。对于应用生

长因子后是否会加重瘢痕形成,目前文献不支持,且有文献认为可能减轻瘢痕形成[60]。但是,基于生长因子的促进细胞迁移、增殖的作用,目前,专家一致认为癌性创面应禁用生长因子。另外,关于不同外用生长因子联合应用,专家认为根据创面的不同阶段和不同情况可以考虑,但必须平衡患者获益与成本。当前资料显示,外用生长因子与其他治疗手段如藻酸盐敷料、负压引流等联合应用,可以加速创面愈合[11,12,16,25,28,32,35,91](中;可推荐)。但是专家认为,负压封闭引流时需要考虑外用生长因子的浓度效应,且仍需大量临床验证。

外用生长因子可能的不良反应包括局部过敏反应,如红肿、瘙痒、一过性疼痛等,停药并去除生长因子后可自行消失。

注意事项:

1. 对于孕妇、哺乳期妇女、儿童、老年(>65岁)等人群,尚缺乏安全性研究报告。

2. 外用生长因子应用的前提是彻底清创,形成清洁或清洁-污染创面,污染、感染创面不宜使用。

3. 创周炎较重、渗出明显的创面不建议应用生长因子。

4. 外用生长因子应用的浓度:100～1 000 U/cm$^2$均有效。目前资料支持剂量-效应。

5. 外用生长因子应用的频次,目前推荐在临床可行条件下,不低于1次/d。

6. 外用生长因子使用的时间可持续到创面愈合或创面基底良好适宜植皮之时。

7. 愈合不同阶段和不同情况联合使用多种生长因子,目前文献支持可能有助于创面修复,但必须平衡患者获益与成本。另有待更多证据。

8. 当前资料显示:外用生长因子与其他治疗手段,如藻酸盐敷料、负压引流等联合应用,可以加速创面愈合。但应考虑外用生长因子的浓度效应,且仍需大量的临床观察与验证。

9. 联合应用中,避免与影响蛋白活性的溶剂(如乙醇、过氧化氢等)和重金属制剂(如银粒子产品等)合用,以防止生长因子的功效降低。

10. 慎用或禁用于含有乙醇、甲紫、过氧化氢(双氧水)、重金属等物质的创面。

11. 由于生长因子可促进肿瘤细胞增殖生长,因此,禁用于癌性创面。其他禁用创面包括恶病质患者或恶性溃疡的创面。

# 参考文献

[1] 孙晓芳,谢挺. 创面修复中生长因子研究及临床干预新进展[J]. 创伤外科杂志,2016,18(3):190-193.

[2] 陈耀龙,姚亮,SUSAN N,等. GRADE 在系统评价中应用的必要性及注意事项[J]. 中国循证医学杂志,2013,13(12):1401-1404.

[3] 曾宪涛,冷卫东,李胜,等. 如何正确理解及使用 GRADE 系统[J]. 中国循证医学杂志,2011,11(9):985-990.

[4] 王世岭,崔晓林,付小兵,等. 重组人碱性成纤维细胞生长因子治疗烧伤及皮肤损伤的临床研究[J]. 中华创伤杂志,1999,15(3):196-199.

[5] 张琛,洪树伟,顾翠,等. 重组牛碱性成纤维细胞生长因子治疗Ⅱ度烧伤创面的临床观察[J]. 中华烧伤杂志,2001,17(4):246-246.

[6] 李校坤,洪岸,许华,等. 基因重组牛碱性成纤维细胞生长因子促进创面愈合的临床研究[J]. 暨南大学学报(自然科学与医学版),2002,23(2):22-27.

[7] 李宗瑜,黄丽滨,杨心波,等. 碱性成纤维细胞生长因子在烧伤创面的应用[J]. 第二军医大学学报,2004,25(3):封 3.

[8] 刘燕 傅跃先. 重组牛碱性成纤维细胞生长因子促进儿童Ⅱ度烧伤创面的愈合[J]. 儿科药学杂志,2005,11(4):20-21.

[9] FU X,SHEN Z,CHEN Y,et al. Randomised placebo-controlled trial

of use of topical recombinantbovine basic fibroblast growth factor for second-degree burns[J]. Lancet,1998,352(9141):1661.
[10]叶兰萍,马建勋. 贝复济对Ⅱ度烧伤患者皮肤创面和大关节活动度的疗效观察[J]. 中国临床康复,2002,6(4):543-543.
[11]柳晖,陈武鹏,徐华,等. EGF和bFGF联合应用治疗深Ⅱ度烧伤患者早期创面的效果[J]. 广东医学,2009,30(5):800-801.
[12]聂开瑜,李鹏程,曾雪琴,等. bFGF联合局部氧疗促进烧伤创面愈合的临床观察[J]. 中国修复重建外科杂志,2010,24(6):643-646.
[13]HAYASHIDA K, AKITA S. Quality of pediatric second-degree burn wound scars following the application of basic fibroblast growth fac-tor:results of a randomized,controlled pilot study[J]. Ostomy Wound Manage,2012,58(8):32-36.
[14]姚越苏,费存恩,李祖成,等. 不同剂量重组牛碱性成纤维细胞生长因子治疗创面的比较[J]. 中华烧伤杂志,2001,17(1):10-12.
[15]胡亚兰,郭树忠,鲁开化,等. bFGF在面部皮肤擦伤治疗中的应用[J]. 中国美容医学杂志,2001,10(2):114-115.
[16]宋鹏宇,薛斌,丁云鹏,等. 腹部术后切口愈合不良的3种不同方法疗效比较[J]. 重庆医科大学学报,2011,36(11):1400-1401.
[17]赵志青,景在平,包俊敏,等. 碱性成纤维细胞生长因子在血管外科手术切口愈合中的作用[J]. 中华普通外科杂志,2001,16(增刊):27-28.
[18]陈文君,汪湛,杨卫东,等. 外用重组牛碱性成纤维细胞生长因子喷雾剂治疗颌面部软组织擦伤的疗效[J]. 临床医学,2011,31(10):37-38.
[19]付小兵,沈祖尧. 碱性成纤维细胞生长因子与创面修复——1024例多中心对照临床试验结果[J]. 中国修复重建外科杂志,1998,12(4):209-211.

[20] 陈强,李建兵,姚建民,等. 碱性成纤维细胞生长因子对取皮创面的临床治疗观察[J]. 中国美容整形外科杂志,2001,12(6):302-304.

[21] 吴继炎,傅智慧,陈武荣,等. 碱性成纤维细胞生长因子在供皮区创面愈合中的疗效观察[J]. 实用医学杂志,2003,19(10):1145-1146.

[22] 王琦,胡强,刘丹丹. bFGF 不同用药方法对供皮区愈合的疗效研究[J]. 四川医学,2010,31(2):214-215.

[23] 付小兵,郭振荣,盛志勇. 碱性成纤维细胞生长因子加速慢性难愈合创面愈合[J]. 中国修复重建外科杂志,1999,13(5):270-272.

[24] 荣志东,王凌峰,巴特. 碱性成纤维细胞生长因子在难愈合感染性创面中的应用[J]. 中华实验和临床感染病杂志(电子版),2012,6(6):580-582.

[25] 潘德标,叶冠雄,吴成军,等. 重组人碱性成纤维细胞生长因子与磺胺嘧啶银霜联合应用对慢性难愈性创面愈合过程的修复效应[J]. 温州医科大学学报,2014,44(4):294-296.

[26] FU X,SHEN Z,GUO Z,et al. Healing of chronic cutaneous wounds by topical treatment with basic fibroblast growth factor[J]. Chinese Medical Journal,2002,115(3):331-335.

[27] 乐嘉芬,蒋荆华,吴娟. 碱性成纤维细胞生长因子对糖尿病烧伤难愈创面修复的影响[J]. 华中科技大学学报(医学版),2000,29(6):545-546.

[28] 陈千益,欧敬民,忻卫耳,等. 重组牛碱性成纤维细胞生长因子联合藻酸盐敷料治疗老年人慢性溃疡创面[J]. 现代医学,2011,39(4):412-416.

[29] 郑宏庭,方芳,陈卫,等. 重组牛碱性成纤维细胞生长因子治疗糖尿病足:随机对照疗效观察[J]. 中国组织工程研究,2004,8(30):6564-6565.

[30] RICHARD J L,PARER-RICHARD C,DAURES J P,et al. Effect

of topical basic fibroblast growth factor on the healing of chronic diabetic neuropathic ulcer of the foot. a pilot, randomized, double-blind, placebo-controlled study[J]. Diabetes Care, 1995, 18(1): 64-69.

[31] UCHI H, IGARASHI A, URABE K, et al. Clinical efficacy of basic fibroblast growth factor (bFGF) for diabetic ulcer[J]. European Journal of Dermatology Ejd, 2009, 19(5): 461.

[32] 张诚,杨金存,冯永强,等. 联合 bFGF 的负压创面治疗技术在难治性压力性溃疡治疗中的应用[J]. 中华医学杂志,2012,92(40):2862-2864.

[33] ROBSON M C, PHILLIPS L G, LAWRENCE W T, et al. The safety and effect of topically applied recombinant basic fibroblast growth factor on the healing of chronic pressure sores[J]. Annals of Surgery, 1992, 216(4): 401.

[34] OHURA T, NAKAJO T, MORIGUCHI T, et al. Clinical efficacy of basic fibroblast growth factor on pressure ulcers: case-control pairing study using a new evaluation method[J]. Wound Repair and Regeneration, 2011, 19(5): 542-551.

[35] ROBSON M C, HILL D P, SMITH P D, et al. Sequential cytokine therapy for pressure ulcers: clinical and mechanistic response[J]. Annals of Surgery, 2000, 231(4): 600-611.

[36] 甘立强,傅跃先. 重组牛碱性成纤维细胞生长因子对儿童刃厚植皮创面愈合的影响[J]. 儿科药学杂志,2005,11(6):19-20.

[37] 何学科,曾小华. 贝复济在取中厚皮供皮区断层自体刃厚皮片回植术中的应用[J]. 实用临床医学,2008,9(3):65-66.

[38] 何黎,刘慧惠,徐延华,等. 碱性成纤维细胞生长因子治疗皮肤创面 65 例[J]. 中华创伤杂志,2000,16(3):135-135.

[39] 张淑花,韩春玉. 碱性成纤维细胞生长因子治疗 $CO_2$ 激光术后创面愈合疗效观察[J]. 中华皮肤科杂志,2001,34(5):141-142.

[40] 戴晓波. 重组牛碱性成纤维细胞生长因子治疗Ⅱ度急性放射性皮炎[J]. 重庆医科大学学报,2001,26(3):337-337.

[41] MA B, CHENG D S, XIA Z F, et al. Randomized, multicenter, double-blind, and placebo-controlled trial using topical recombinant human acidic fibroblast growth factor for deep partial-thickness burns and skin graft donor site[J]. Wound Repair and Regeneration,2007,15(6):795-799.

[42] 崔福垚,徐启文,郑洪卫. 酸性成纤维细胞生长因子治疗中小面积深Ⅱ°烧伤创面[J]. 中国血液流变学杂志,2012,22(2):291-291.

[43] 柴家科,孙永华,夏照帆,等. 酸性成纤维细胞生长因子治疗深Ⅱ度烧伤的多中心随机对照临床试验[J]. 中国药师,2015,18(4):589-591.

[44] 张九恒,徐启文,章发辉. 酸性成纤维细胞生长因子治疗烧伤残余创面的应用[J]. 中国血液流变学杂志,2012,22(2):292-293.

[45] 刘风华,姜在旸,杨军,等. 人酸性成纤维细胞生长因子治疗糖尿病足溃疡23例[J]. 中国中西医结合外科杂志,2004,10(6):424-425.

[46] 黎洪棉,梁自乾,蒙诚跃,等. 重组人表皮生长因子对4种创面的疗效[J]. 中国新药杂志,2004,13(11):1048-1050.

[47] 王世岭,郭振荣,周亮,等. 重组人表皮生长因子对促进烧伤创面的愈合作用[J]. 中国临床药理学杂志,1998,14(3):150-154.

[48] 李迟,于东宁,覃凤均,等. 烧伤创面应用生皮素治疗的临床观察[J]. 中国临床药理学杂志,2001,17(1):27-30.

[49] 周亮,王世岭. 重组人表皮生长因子治疗烧伤100例[J]. 中国新药杂志,2000,9(6):399-401.

[50] 周亮,王世岭,马建丽,等. 重组人表皮生长因子外用治疗烧伤创面的多中心研究[J]. 感染、炎症、修复,2000,1(1):56-58.

[51] 郭杏,谭美云,郭力,等. 重组人EGF对老年Ⅱ度烧伤创面修复的临床研究[J]. 中国修复重建外科杂志,2010,24(4):462-464.

[52] 李晓芳,赵柏程,钱利,等. 重组人表皮生长因子治疗烧伤创面的临床观察[J]. 中国现代医学杂志,2005,15(17):2683-2685.

[53] 彭文要,余继超,舒惠恺. 重组人表皮生长因子对促进Ⅱ度烧伤创面愈合的作用[J]. 广东医学,2002,23(1):75-76.

[54] 谭嘉韬,张兵,郁丽云,等. 重组人表皮生长因子促进Ⅱ度烧伤创面愈合的作用[J]. 实用医学杂志,2001,17(9):872-873.

[55] 王建华,李菊成,张国兴,等. 表皮生长因子对创面修复作用的临床观察[J]. 中国医院药学杂志,2001,21(5):296-297.

[56] 刘旭盛,黄跃生,王甲汉,等. 烧伤创面处理方法的改进与提高治愈率的关系[J]. 第三军医大学学报,2000,22(12):1197-1200.

[57] 梁自乾,黎洪棉,蒙诚跃,等. 重组人表皮生长因子对女性面部Ⅱ度烧伤创面修复的临床观察[J]. 中国新药杂志,2006,15(10):812-814.

[58] 衣承东. 重组人表皮细胞生长因子对Ⅱ度烧伤创面愈合的促进作用[J]. 第二军医大学学报,1999,20(1):350-352.

[59] 王震,葛良鹏,荣新洲,等. 辐照猪皮与重组人表皮生长因子凝胶治疗小面积Ⅱ度烧伤的临床观察[J]. 第三军医大学学报,2010,32(1):71-73.

[60] 王光毅,夏照帆,朱世辉,等. 应用表皮生长因子治疗深Ⅱ度烧伤创面的远期临床疗效观察[J]. 中华烧伤杂志,2003,19(3):167-168.

[61] 张祥运,丁晓斌,林秀峰,等. 重组人表皮生长因子联合硫辛酸治疗糖尿病足的临床观察[J]. 中国药房,2016,27(29):4147-4149.

[62] 魏立民,孙素芬,宋光耀,等. 重组人表皮生长因子联合含银敷料治疗中重度糖尿病足溃疡的疗效及安全性观察[J]. 中国全

科医学,2011,14(15):1637-1639.
[63] AFSHARI M, LARIJANI B, FADAYEE M, et al. Efficacy of topical epidermal growth factor in healing diabetic foot ulcers [J]. Therapy, 2005, 2(5): 759-765.
[64] GOMEZ-VILLA R, AGUILAR-REBOLLEDO F, LOZANO-PLATONOFF A, et al. Efficacy of intralesional recombinant human epidermal growth factor in diabetic foot ulcers in mexican patients: a randomized double-blinded controlled trial [J]. Wound Repair and Regeneration, 2014, 22(4): 497-503.
[65] TSANG M W, WONG W K, HUNG C S, et al. Human epidermal growth factor enhances healing of diabetic foot ulcers [J]. Diabetes Care, 2003, 26(6): 1856.
[66] 宋瑞捧,沈珂珂,马豪莉,等. 表皮生长因子联合银离子敷料治疗糖尿病足感染的临床研究[J]. 中华医院感染学杂志,2014,24(16):4033-4035.
[67] 刘克辉,许力军,王玲. 金因肽局部治疗糖尿病皮肤感染的临床观察[J]. 中国药理学通报,2005,21(12):1535-1536.
[68] 薛莲,陆民,冯刘红,等. 重组人表皮细胞生长因子治疗下肢静脉郁积性溃疡的研究[J]. 中华实验外科杂志,1998,15(2):124-125.
[69] FALANGA V, EAGLSTEIN W H, BUCALO B, et al. Topical use of human recombinant epidermal growth factor (h-EGF) in venous ulcers [J]. J Dermatol Surg Oncol, 1992, 18(7): 604-606.
[70] DOERLER M, EMING S, DISSEMOND J, et al. A novel epidermal growth factor-containing wound dressing for the treatment of hard-to-heal venous leg ulcers [J]. Advances in Skin and Wound Care, 2014, 27(10): 456-460.
[71] 佘文林,刘春利. 重组人表皮生长因子促进太田痣激光治疗创面愈合的作用[J]. 广东医学,2003,24(3):270-271.
[72] 鞠梅,郑志菊,张小华,等. 重组人表皮生长因子促进创面愈合

的临床观察[J]. 中华皮肤科杂志,2002,35(3):237-237.
[73] 李素艳,高黎,殷蔚伯,等. 金因肽对急性放射性黏膜炎及皮炎的作用[J]. 中华放射肿瘤学杂志,2002,11(1):30-32.
[74] YAN H, CHEN J, PENG X. Recombinant human granulocyte macrophage colony-stimulating factor hydrogel promotes healing of deep partial thickness burn wounds[J]. Burns, 2012, 38(6): 877-881.
[75] ZHANG L, CHEN J, HAN C. A multicenter clinical trial of recombinant human gm-csf hydrogel for the treatment of deep second-degree burns[J]. Wound Repair and Regeneration, 2009, 17(5):685-689.
[76] CHI Y F, CHAI J K, LUO H M, et al. Safety of recombinant human granulocyte-macrophage colony-stimulating factor in healing pediatric severe burns[J]. Genetics and Molecular Research, 2015, 14(1):2735-2741.
[77] 王志勇,张勤,廖镇江,等. 重组人粒细胞巨噬细胞集落刺激因子对深二度烧伤创面的治疗作用[J]. 中华烧伤杂志,2008,24(2):107-110.
[78] LIN Y, CHEN M H, DING F F, et al. Study of the use of recombinant human granulocyte-macrophage colony-stimulating factor hydrogel externally to treat residual wounds of extensive deep partial-thickness burn[J]. Burns Journal of the International Society for Burn Injuries, 2015, 41(5):1086-1091.
[79] 邱学文,王甲汉,杨磊,等. 烧伤后残余创面外用 rhGM-CSF 与 rh-EGF 治疗的疗效比较[J]. 广东医学,2013,34(6):956-958.
[80] 史成文. 重组人粒细胞巨噬细胞集落刺激因子凝胶治疗烧伤后残余创面 55 处[J]. 陕西医学杂志,2012,41(7):882-883.
[81] HUANG G, SUN T, ZHANG L, et al. Combined application of alginate dressing and human granulocyte-macrophage colony stimulating factor promotes healing in refractory chronic skin ulcers[J]. Experimental

and Therapeutic Medicine, 2014, 7(6): 1772.
[82] STEED D L. Clinical evaluation of recombinant human platelet-derived growth factor for the treatment of lower extremity diabetic ulcers. Diabetic ulcer study group [J]. Journal of Vascular Surgery, 1995, 21(1): 71.
[83] WIEMAN T J. Clinical efficacy of becaplermin (rhPDGF-BB) gel. Becaplermin gel studies group[J]. American Journal of Surgery, 1998, 176(2A Suppl): 74S.
[84] JAISWAL S S, GAMBHIR R P, AGRAWAL A, et al. Efficacy of topical recombinant human platelet derived growth factor on wound healing in patients with chronic diabetic lower limb ulcers[J]. Indian Journal of Surgery, 2010, 72(1): 27-31.
[85] MUSTOE T A, CUTLER N R, ALLMAN R M, et al. A phase Ⅱ study to evaluate recombinant platelet-derived growth factor-bb in the treatment of stage 3 and 4 pressure ulcers[J]. Archives of Surgery, 1994, 129(2): 213-219.
[86] REES R S, RBSON M C, SMIELL J M, et al. Becaplermin gel in the treatment of pressure ulcers: a phase Ⅱ randomized, double-blind, placebo-controlled study [J]. Wound Repair and Regeneration, 1999, 7(3): 141.
[87] ROBSON M C, PHILLIPS L G, THOMASON A, et al. Platelet-derived growth factor BB for the treatment of chronic pressure ulcers[J]. Annals of Plastic Surgery, 1992, 339(8784): 23–25.
[88] 张敏. 外用重组人酸性成纤维细胞生长因子在儿童烧伤及愈合不良创面中的疗效研究[J]. 中外医疗, 2014, 33(29): 29-30.
[89] 刘玉昌, 刘建宁, 李亚洲. 重组人酸性成纤维细胞生长因子促进儿童创面愈合的多中心、开放性随机对照试验[J]. 中国药师, 2015, 18(1): 77-79.
[90] 郑中柱, 刘杰锋, 谢卫国, 等. 重组人表皮细胞生长因子在小儿Ⅱ度烧伤创面的应用[J]. 华中科技大学学报(医学版), 2003,

32(6):667-668.

[91] 李文锦,邓亮. 重组人表皮生长因子外用溶液联合重组牛碱性成纤维细胞生长因子外用溶液治疗压疮的临床疗效[J]. 中国医院药学杂志,2013,33(18):1517-1519.

[92] 曾海涓. 重组人表皮生长因子与生理盐水湿敷对脑卒中患者Ⅱ~Ⅲ期压疮疗效观察[J]. 中国康复理论与实践,2011,17(3):292-293.

[93] 张晓霞,李华琼,徐蓓蓓,等. 重组人表皮生长因子凝胶联合红外线治疗压疮的疗效观察[J]. 中华护理杂志,2009,44(10):937-938.

[94] 徐风瑞,何明武,杨帆. 重组牛碱性成纤维细胞生长因子促进烧伤创面愈合效果观察[J]. 临床合理用药杂志,2016,9(1):35-36.

[95] 刘族安,夏照帆,唐洪泰,等. 重组牛碱性成纤维细胞生长因子凝胶对烧伤创面的疗效研究[J]. 第二军医大学学报,2004,25(11):1270-1271.

[96] 汤拥军,张弛,柳原,等. 重组人表皮细胞生长因子加利福平油纱治疗烧伤残余创面的观察[J]. 广东医学,2009,30(11):1730-1732.

[97] 廖毅,郭力,丁尔英,等. 重组人表皮细胞生长因子治疗烧伤创面研究[J]. 中国修复重建外科杂志,2003,17(4):301-302.

[98] 王世岭,邓诗琳,马建丽,等. 不同剂型重组人表皮生长因子对烧伤创面促愈合作用比较[J]. 中国临床药理学杂志,2002,18(1):12-14.

[99] 王世岭,马建丽,周亮,等. 重组人表皮生长因子软膏对烧伤患者血清表皮生长因子浓度的影响[J]. 中国临床药理学杂志,2003,19(3):174-177.

[100] 王世岭,马建丽,柴家科,等. 重组人表皮生长因子软膏对烧伤创面修复的促进作用[J]. 中国修复重建外科杂志,2002,16(3):173-176.

[101] JASCHKE E, ZABERNIGG A, GATTRINGER C. Recombinant human granulocyte-macrophage colony-stimulating factor applied locally in low doses enhances healing and prevents recurrence of chronic venous ulcers[J]. International Journal of Dermatology, 1999,38(5):380-386.

[102] 王世岭,周亮,马建丽. 外用重组人表皮生长因子对健康人体及烧伤患者不良反应试验[J]. 中国新药杂志,2000,9(1):34-36.

[103] 王世岭,周亮,李利根,等. 重组人表皮生长因子软膏治疗烧伤创面的安全性研究[J]. 中国临床药理学杂志,2001,17(4):268-271.